AF240833

$T_c \; \dfrac{31}{95}$

HYGIÈNE DE L'ENFANCE

OU

GUIDE DES MÈRES DE FAMILLE.

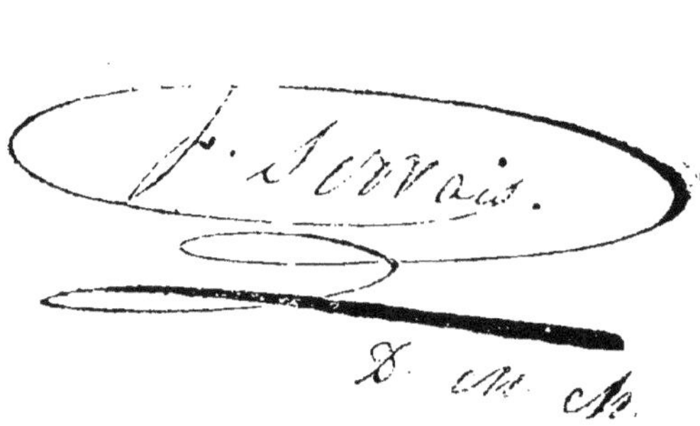

Bruxelles. — Imp. des Beaux-Arts, Passage du Prince, 10.

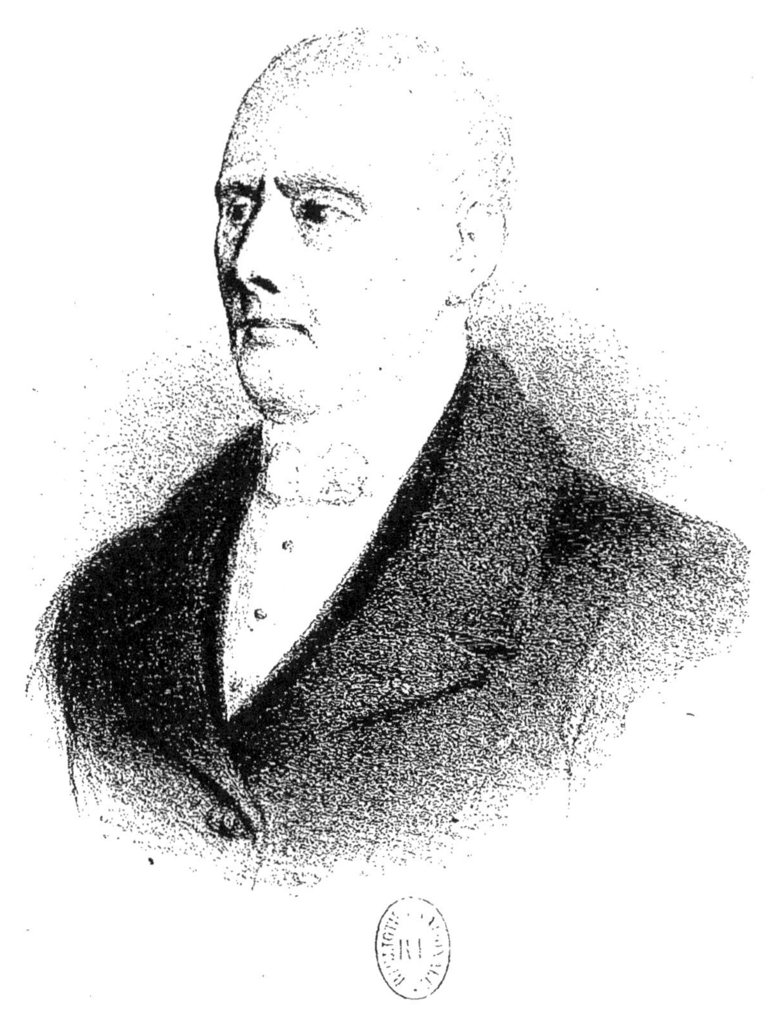

PHILIPPE JOSEPH VAN CUTSEM,

né à Bruxelles le 13 Juin 1768, médecin en chef de l'hôpital Saint-Jean, membre de l'Académie royale de médecine de Belgique, Professeur à l'université de Bruxelles, chevalier de l'ordre de Léopold et de celui du mérite de Nassau etc, mort le 8 Mars 1845, après 50 années de pratique.

HYGIÈNE

DE

L'ENFANCE,

OU

GUIDE DES MÈRES DE FAMILLE;

PAR

LE DOCTEUR **F.-X.-J. SERVAIS**, DE BRUXELLES,

CHEVALIER DE L'ORDRE DE LÉOPOLD.

UN VOL. FORMAT ANGLAIS, BELLE ÉDITION AVEC PLANCHES.

BRUXELLES, GAND, LEIPZIG,

C. MUQUARDT, LIBRAIRE.

1850.

AUX MANES

DU

DOCTEUR P. J. VAN CUTSEM.

On a dit avec raison que de toutes les vertus qu
honorent l'espèce humaine, la reconnaissance est la
seule que l'on peut pousser à l'excès, sans qu'il y ait
à cela le moindre inconvénient.

Mais si la reconnaissance est pour nous un devoir
et un bonheur à l'égard des vivants qui peuvent
jouir du tribut qui leur est offert, combien elle
devient plus sacrée envers ceux qui ont cessé
d'exister, que la mort nous a enlevés!

Voilà les sentiments qui me dictent le pieux hommage que j'adresse aujourd'hui à mon respectable guide dans la carrière médicale, au docteur P. J. Van Cutsem, dont j'ai eu le bonheur de suivre l'excellente clinique pendant onze années successives, que j'ai tant de fois accompagné au lit du malade, où il apportait l'espérance, la consolation, la santé, et qui, en tombant après une longue et utile carrière, s'est endormi tranquille dans le sein de l'Éternel, car il avait dignement rempli sa mission ici bas.

Pour mieux retracer le mérite du savant médecin, que j'appellerai toujours mon maître, qu'il me soit permis de citer quelques fragments du remarquable discours que M. le professeur Graux prononça sur sa tombe au nom de l'Académie royale de médecine de Belgique, dont l'honorable M. Graux était alors vice-président (8 mars 1845).

.... « L'Académie vient d'être frappée de nouveau par la perte d'un de ses membres. En peu de temps, nous avons vu disparaître des hommes qui, par leur âge, leur instruction, l'autorité de leur expérience, répandaient sur la compagnie de la gloire et de l'illustration.

.... » P. J. Van Cutsem naquit à Bruxelles le 13 juin 1768; doué d'heureuses dispositions, il fut envoyé par sa famille au collége Thérègues où il fit ses humanités. C'est là que, consacrant à l'étude des langues anciennes ses premières années, il eut pour condisciple un des hommes les plus remarquables de l'époque, le prince de Metternich, avec lequel il reçut des leçons particulières de mathématiques.

» Plus tard, il fut envoyé à Louvain pour y faire un nouveau cours de rhétorique et sa philosophie; il y obtint de si beaux succès, il y remporta tant de palmes, qu'on lui accorda, en récompense de son travail et de si beaux témoignages d'intelligence, une bourse entière au collége de Malderi.

.... » En 1789, poussé par la persistance d'une vocation toute spéciale, déjà révélée, vers les sciences médicales, il commença à étudier la médecine. Le jeune Van Cutsem, dont les dispositions et les facultés semblaient se développer avec l'âge, acheva ses études universitaires, avec un succès égal à celui qu'il avait obtenu dans ses premières humanités : il fut promu docteur le 27 juin 1794.

.... » Ses concitoyens, pleins de confiance en ses lumières, le choisirent comme officier municipal, charge dont il s'acquitta, malgré les difficultés de l'époque, avec conviction et à la satisfaction de tous.

» Vers 1801, cédant à une nomination plus conforme à ses goûts, à ses études, à sa vocation, il accepta les fonctions de médecin de plusieurs refuges. L'activité et le zèle qu'il déploya furent tels que, vers la même époque, il fut nommé médecin consultant des hôpitaux de St-Pierre et St-Jean, médecin aux Enfants trouvés et vaccinateur du département de la Dyle.

.... » Après les désastres à jamais mémorables des armées françaises en Russie, un grand nombre de malades et de blessés, ramenés vers nous, encombraient nos hôpitaux et des établissements destinés à d'autres usages : Van Cutsem fut à cette époque chargé de la direction de plusieurs ambulances; il recevait en même temps sa nomination de médecin en chef de l'hôpital St-Jean.

» Le typhus contagieux et meurtrier, qui déci-
mait alors les débris de l'armée française en re-
traite, nous est encore présent à la mémoire; et les
médecins de cette époque, qui ont été témoins des
ravages qu'il a exercés sur ceux d'entre nous qui ont
eu pour mission honorable, mais dangereuse, de
porter des soins aux blessés, ceux-là ont à répondre
s'il y avait courage et dévouement à accepter alors
une semblable mission.

» Médecin en chef de l'hôpital Saint-Jean,
Van Cutsem se montra toujours à la hauteur de sa
laborieuse mission. C'est sur ce théâtre qu'il donna
souvent des preuves incontestables de son profond
savoir; et dans la longue carrière qu'il a parcourue,
il n'a cessé de montrer par des actes non douteux
son dévouement aux devoirs de sa profession et la
justesse de son esprit dans l'appréciation des faits.

» Van Cutsem, comme praticien, ne devait avoir
de repos qu'à sa mort. Le travail était pour lui une
condition d'existence, un besoin, une consolation.
Doué de beaucoup de jugement et d'une grande
instruction, il n'eut jamais pour guide que des convictions profondément senties. Ses applications thé-

rapeutiques n'avaient pour règle que des motifs tirés d'une habile déduction de ses principes. Vous en conviendrez tous, messieurs : l'homme que nous regrettons possédait à un très-haut point ce que nous désignons sous le nom de *tact médical ;* cette faculté est, comme vous savez, la puissance qui donne au médecin l'aptitude à établir *d'une manière certaine le diagnostic des maladies.* »

Ces paroles si bien senties de M. le docteur Graux me dispensent de citer le discours que moi aussi je prononçai au bord de la tombe qui allait se refermer sur les restes de Van Cutsem, de mon guide, de mon maître, de mon ami.

C'est, en effet, sous les auspices de ce médecin, dont la perte a été si vivement regrettée par ses nombreux clients, par ses collègues, par les pauvres, par la capitale entière, c'est sous les auspices de Van Cutsem que je m'établis en 1830 à Molenbeek-Saint-Jean, en 1833 à Bruxelles.

Reçu docteur en médecine, en chirurgie et en accouchements à l'Université royale de Liége, le 20 décembre 1824, après deux années passées à Paris à suivre les hôpitaux et à fréquenter les cours des Richerand, des Rostan, des Broussais, des Capuron, des Marjolin, des Roux, des Boyer, des Larrey, des Dupuytren, des Lisfranc, etc., j'étais revenu en Belgique en 1826. Je fus d'abord nommé médecin et chirurgien à l'hôpital civil d'Enghien, et médecin des pauvres de la même ville, puis vaccinateur du canton.

A mon installation à Molenbeek-Saint-Jean, en avril 1830, je trouvai l'appui bienveillant du docteur Van Cutsem, du praticien consommé, du savant justement vénéré, dont les bontés, la protection, les conseils n'ont jamais manqué à la jeunesse studieuse.

Heureux de l'intérêt qu'il me témoignait, je m'éclairais au flambeau de sa haute expérience, je suivais assidument sa clinique, je fréquentais cet hôpital Saint-Jean sur lequel plane toujours son souvenir, où son nom n'est prononcé qu'avec l'accent du regret et de la reconnaissance. Puis, dans des entretiens intimes, je lui demandais ces secrets que la science et la nature ne livrent qu'à des êtres d'élite, qu'à des hommes supérieurs.

Chaque jour resserrait les liens qui m'unissaient

à lui; chaque jour, il appelait mon attention sur les maladies qui frappent le premier âge de la vie; il me parlait de l'enfance, de ses épreuves, de ses périls, avec cette voix pénétrante du père de famille qui tremble pour la frêle existence d'un fils, d'une fille menacés par la mort. Il me dévoilait les trésors amassés dans sa longue carrière médicale.

Et lorsqu'il fut retenu sur un lit de douleur, par cette maladie qui devait l'enlever à sa famille, à ses concitoyens, à ses amis, aux orphelins, aux veuves, aux infortunés, dont il était l'appui, il me confia le soin de veiller sur ses derniers instants, et à l'heure suprême il me répétait : « *Écrivez ce que je vous ai dit.* »

Ainsi est né l'ouvrage au frontispice duquel j'inscris le nom de Van Cutsem, dont je me considère ici comme l'exécuteur testamentaire, comme un écho affaibli de cette voix aimée et respectée.

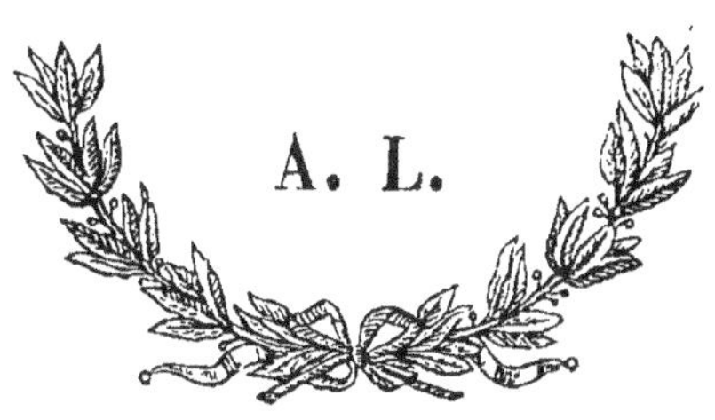

Il est un autre nom que je dois aussi inscrire au frontispice de mon livre, un nom que le monde savant ne prononce qu'avec respect, et qui, indépendamment des titres de gloire qui l'immortalisent, me rappelle à moi le meilleur, le plus dévoué des professeurs; ce nom, c'est celui du célèbre Lisfranc, qui poursuivait dans la chirurgie l'application de la doctrine physiologique.

Il ne m'appartient pas de faire l'éloge de ce grand

chirurgien; ses opérations, ses cours, sa clinique à l'hôpital de la Pitié de Paris, ses écrits, ne laissent rien à dire à son panégyriste, il suffit de nommer Lisfranc.

Mais si je garde un silence respectueux sur sa haute supériorité, je signalerai ce que je lui dois, et je rappellerai avec une satisfaction bien douce que, dès mon arrivée à Paris, Lisfranc me tendit une main protectrice.

Il daigna me nommer un des prosecteurs de ses cours de clinique externe et de médecine opératoire. Je conserve précieusement les honorables attestations qu'il me donna à mon départ de Paris, et surtout les lettres affectueuses que l'homme illustre écrivait en faveur du jeune médecin obscur, inconnu dans cette immense capitale de la France, où la science lui assurait un patronage qui est aujourd'hui un des plus doux souvenirs de ma vie.

Ordinairement les dédicaces s'adressent à des souverains, à des ministres, à des hommes puissants; moi je dépose ce livre sur deux tombes. et terminant ces pages comme je les ai commencées, je les dédie à Van Cutsem! à Lisfranc!

F. X. J. SERVAIS,

Docteur en médecine, en chirurgie et en accouchements, de l'Université de Liége.

Bruxelles, le 20 octobre 1849.

A la suite de cet hommage inspiré par la reconnaissance, qui, Dieu merci! n'est pas un fardeau pour mon cœur, viennent de droit les noms des professeurs de l'Université de Liége sous lesquels j'ai fait mes études médicales et chirurgicales.

La mort les a aussi frappés, et je n'ai point la consolation de leur faire hommage de ce livre, dans lequel ils retrouveraient les doctrines et les principes puisés dans leurs savantes leçons.

La date même de mes études, l'époque où j'ai soutenu ma thèse, le 20 décembre 1824, indiquent déjà à mes condisciples et à plusieurs de mes lecteurs l'éclat que répandait alors sur l'Université de Liége, l'enseignement des docteurs Ansiaux, Comhaire et Sauveur. La Belgique entière sait ce qu'elle doit à ces hommes éminents.

L'Université de Liége avait alors pour secrétaire-inspecteur l'honorable M. Walter, membre de l'Académie royale des sciences et lettres de Belgique, pour lequel j'ai professé jusqu'à son dernier jour des sentiments qui ne finiront qu'avec ma vie, et dont j'offre ici à sa mémoire l'hommage sincère, et j'ose dire presque filial.

INTRODUCTION.

Dans les grandes villes comme Paris et Londres, beaucoup de médecins se consacrent à une *spécialité*, à un genre de maladies, à un ordre d'études, à un âge de la vie dont ils s'occupent exclusivement.

Il n'en est pas ainsi en Belgique, même dans une capitale comme Bruxelles, ou dans une de ces populeuses cités telles que Gand, Liége, Anvers, qui sont presque des capitales par leur importance et leurs souvenirs. La carrière médicale n'admet point parmi nous ces catégories nettement tranchées; on ne se voue pas au traitement *spécial* de telle affection, de telle époque de la vie; les traditions, les habitudes généralement reçues, les rapports établis n'admettent point de pareilles distinctions. Du moment qu'un médecin se trouve investi de la confiance d'une famille, il est ordinairement appelé à en soigner tous les membres, sans acception d'âge, de sexe, de maladies.

Toutefois, cette *spécialité*, qui n'est pas dans les habitudes du pays, le médecin, pénétré de la gravité de sa mission, se l'impose à lui-même, au milieu de la généralité, de l'universalité de soins qui lui incombe. Dans l'intérêt de l'humanité souffrante, par dévouement aux progrès de la science, dans son intérêt personnel, il doit se créer à lui-même ces distinctions, ces catégories qui à Lo dres et à Paris caractérisent autant de carrières spéciales.

En se rendant compte, le soir, des travaux accomplis, des résultats obtenus, des difficultés rencontrées, car la vie et la mort sont dans les mains de Dieu, à la suite de cette revue quotidienne de chacun de ses actes, le médecin, à l'exemple du négociant, ouvre un livre où sa situation, son actif et son passif sont régulièrement enregistrés.

Il arrive naturellement à séparer les âges et les sexes, à classer les maladies et les traitements, à se modifier lui-même en raison des circonstances.

Dans un semblable travail, écrit sur le papier, ou gravé dans la mémoire, les maladies qui assiégent la première et la seconde enfance, depuis la naissance jusqu'à la puberté, doivent occuper une large place, car c'est l'époque de la vie semée de plus de périls.

Périls provenant des nombreux phénomènes, des notables changements dans l'organisation, qui se succèdent presque sans relâche; périls résultant des imprudences ou de l'ignorance des personnes qui entourent les enfants; périls causés par les maladies épidémiques, et les maladies contagieuses, qui moissonnent tant de victimes.....

En présence de ces nombreux dangers, nous avons pensé qu'il pouvait être utile de coordonner nos observations, fruit d'une longue pratique, en les appuyant sur les recherches, sur l'autorité des maîtres de la science. C'est ainsi que nous avons été amené à écrire cet ouvrage sur l'*Hygiène de l'Enfance*, que nous serions heureux de voir aux mains des mères de famille.

Nous n'avons pas besoin de dire que la classe de lectrices à laquelle nous nous adressons, nous interdit naturellement les dissertations scientifiques et les expressions techniques qui conviennent à des livres destinés soit aux médecins, soit aux étudiants de nos facultés et de nos hôpitaux.

Cependant nous n'avons pas voulu faire *de la médecine sans le médecin*, et exposer ainsi l'enfance à une nouvelle série de dangers, en armant les mères et les nourrices de procédés empiriques qu'elles appliqueraient à tort et à travers.

Notre but s'explique par le titre même de ce livre : HYGIÈNE DE L'ENFANCE. *Manuel des mères de famille.*

Qu'est-ce en effet que l'hygiène! — *L'art de conserver la santé*, telle est la réponse que nous trouvons dans les *Dictionnaires* et les *Encyclopédies*, art que toute personne éclairée, parvenue à l'âge de raison, peut pratiquer à son profit, mais qui, pour l'enfance, réclame les soins, la prudence, les précautions d'une mère, d'un père, d'une nourrice, d'une bonne, des instituteurs et institutrices, en un

mot de tous ceux que la nature et leur position appellent à veiller sur la première époque de la vie.

Le célèbre professeur français Hallé divisait l'hygiène en trois parties :

1° La connaissance de l'homme sain, dans ses relations et dans ses différences, c'est-à-dire en société
et individuellement;

2° La connaissance des choses dont l'homme use
et jouit, et l'appréciation de l'influence de ces choses
sur sa constitution et ses organes;

3° Les règles qui déterminent la mesure dans laquelle doit être restreint l'usage des choses extérieures : telles que les conditions atmosphériques, le
mode d'habitation, les vêtements, les soins de propreté, les aliments, les boissons, les remèdes, la
veille, le sommeil, la locomotion, etc.; les passions,
les perceptions, les sensations; car la partie morale
de l'homme exerce une influence considérable sur
son état physique.

On le voit : d'après la définition du professeur
Hallé, l'hygiène embrasse toutes les phases de notre
existence, tant en santé que pendant les maladies
qui assiégent l'espèce humaine, et qui sont si fré-

quentes depuis la naissance jusqu'à la puberté; l'hygiène s'appelle alors la *diététique*.

Notre livre aidera-t-il les mères de famille à accomplir la mission sublime qu'elles tiennent de la nature et de la société? En leur révélant les premiers symptômes des affections qui, négligées, peuvent devenir si fatales, en les déterminant à appeler de suite le médecin, et en leur recommandant, pendant qu'elles attendent son arrivée, quelques précautions salutaires, diminuerons-nous le nombre et la gravité des périls qui menacent l'enfance? Voilà notre espoir! Voilà notre récompense la plus douce!

Tout ce que nous pouvons dire, c'est que nos prescriptions rigoureusement suivies ne peuvent pas avoir de conséquences funestes; car nous sommes resté dans les limites de cette prudence méticuleuse que nous commandaient la nature de notre sujet et l'ordre de lectrices auquel nous nous adressons.

Des détails minutieux, mais qui s'ennoblissent par leur but en quelque sorte maternel, ont donc trouvé place dans ce travail qui provient à la fois, comme nous l'avons dit, de nos lectures et de nos observations. Toutes les fois que l'importance de la matière l'exigeait, nous nous sommes retranché derrière une autorité imposante. En effet, le meilleur livre sur l'*Hygiène de l'Enfance* serait celui qui coordonnerait, en les résumant, tous les résultats obtenus en médecine à l'égard des affections, des maladies, des infirmités, des accidents du premier âge de la vie. En citant, avec les éloges qu'ils méritent, les maîtres de la science qui ont contribué à ces résultats, nous avons rendu à César ce qui appartient à César ; aux mères de famille qui profiteront de ces citations à joindre leur reconnaissance à la nôtre envers les savants médecins qui ont tant fait pour l'enfance.

Ce livre ne serait pas complet, bien plus, il manquerait aux premières conditions de son titre, s'il se bornait simplement à la partie médicale ; si le caractère des enfants, leurs passions et leurs sentiments, la manière de former de bonne heure le cœur et l'esprit, si l'éducation, en un mot, qui doit commencer presque avec l'existence, n'était pas l'objet d'observations, de conseils, de préceptes faciles à appliquer.

Pour cela, nous nous sommes inspiré aux meilleurs écrits des moralistes qui se sont occupés avec succès, avec fruit, des moyens de réaliser dès le berceau ce grand problème : *mens sana in corpore sano*, une intelligence saine dans un corps robuste, cet équilibre moral et physique qui constitue la santé de l'esprit et du corps.

Que l'on ne s'étonne pas du développement que nous avons donné à cette partie de notre ouvrage; il le fallait dans l'intérêt même de ces générations successives qui forment l'espoir du pays; car beaucoup de maladies chez les enfants sont aggravées et souvent déterminées par un mauvais système d'éducation, par l'aveugle condescendance des parents, par l'imprudence ou les exemples pernicieux des domestiques auxquels on les confie, enfin par l'influence des autres enfants qui les environnent.

Nous entendons chaque jour répéter dans le monde, même par des personnes graves et expérimentées : *Il n'y a plus d'enfants.* Et là-dessus, on vous cite comme autant de gentillesses des paroles et des actes que nous ne qualifierons point, mais qui attestent une fatale précocité, une émancipation anticipée, aussi déplorable pour le corps que pour le cœur et l'esprit.

Ah! laissons à l'enfance sa grâce, sa pureté, son innocence, ses plaisirs, ses peines, ses larmes si vite essuyées, ses joies si naïves; toutefois réglons ses caprices, plions-la de bonne heure sous le joug salutaire de l'autorité; employons l'affection, soit; mais souvenons-nous que dans le premier âge de la vie, le raisonnement échouerait, et qu'il faut accoutumer l'enfant à une obéissance absolue, presque aveugle; il est vrai que nous exigeons de la part des parents, des maîtres, des domestiques, vigilance, justice, vérité, dévouement.

Avec la haute raison qui le caractérise, M. Guizot a dit que *l'atmosphère de l'école doit être morale et religieuse*. Nous empruntons cet axiome à l'illustre écrivain, et nous demanderons que l'enfant grandisse, dès son avénement à la vie, dans cette atmosphère morale et religieuse. Sa santé y gagnera autant que son intelligence et sa raison.

Pourtant, que l'on ne nous attribue pas la prétention de vouloir faire de l'éducation en serre-chaude; nous nous sommes déjà prononcé contre tout système qui tendrait à développer une précocité dangereuse.

Que chaque âge conserve ses attributs et son caractère; respectons l'œuvre de Dieu, et comme l'a dit un écrivain français, rappelons-nous que « le jeune homme qui n'aurait point passé par l'initiation progressive de l'enfance ressemblerait à cette végétation factice que l'industrie humaine obtient, et qui n'est qu'une parodie des productions puissantes et habilement graduées de la nature. »

Les systèmes les plus fameux ne peuvent à cet égard ébranler nos convictions, qui reposent d'un côté sur des principes physiologiques, de l'autre sur les lois éternelles de la morale, principes et lois dont l'accord résout le difficile problème de la *santé physique et intellectuelle : mens sana in corpore sano.*

Ordinairement, un auteur indique dans son introduction le plan qu'il a suivi. Cela se conçoit à l'égard d'un ouvrage scientifique où les classifications sont rigoureuses et découlent du sujet. Mais dans un livre spécialement écrit pour les mères de famille, cette division méthodique ressemblerait à du pédantisme. Nous avons seulement suivi autant que possible l'ordre des faits et la marche la plus fréquente des maladies dont nous avions à nous occuper.

Du reste, aucune prétention littéraire ne s'attache à cet ouvrage, malgré les soins que nous lui avons donnés, quoiqu'il soit le résumé d'une partie de notre carrière. Il s'agissait pour nous d'être utile, d'apporter notre humble tribut à l'œuvre d'amélioration physique et morale que les médecins poursuivent depuis des siècles. Les différents ouvrages publiés sur les maladies de l'enfance forment à eux seuls une bibliothèque; par les citations et les extraits que nous reproduisons, on verra que nous avons constamment consulté ces différents ouvrages, et que notre livre, venu le dernier, offre dans un cadre resserré les principales observations éparses dans un grand nombre de volumes.

Nous ne terminerons pas cette introduction sans citer un passage d'un des meilleurs traités sur l'éducation, et qui est dû à la plume élégante et au cœur maternel de Mme Necker de Saussure, de Genève, la fille de l'illustre physicien de Saussure et la digne parente de Mme la baronne de Staël.

« Le calme intérieur, dit Mme Necker de Saussure, se produit au moyen du calme extérieur; et pour cette raison entre mille, il est très-nécessaire d'épargner les pleurs aux petits enfants. C'est là ce qu'il est à peine besoin de recommander aux mères; mais peut-être n'étudient-elles pas assez les moyens d'y réussir, et elles attribuent au hasard bien des cris qui ne sont pas sans cause réelle.

» Notre influence sur les dispositions des enfants est si précoce, que nous en confondons les effets avec ceux de leur constitution. Selon Condillac, les habitudes diffèrent des penchants naturels *parce qu'elles ont commencé;* mais la distinction n'est pas aisée à établir, puisqu'on ne réussit jamais à saisir le commencement des habitudes; elles sont sujettes à se former avec une promptitude singulière, et les soins physiques régulièrement donnés comme ils doivent l'être, en font déjà contracter. Deux événements se sont-ils immédiatement succédé trois ou quatre fois, le premier fait aussitôt naître chez l'enfant l'attente de celui qui doit le suivre, et il résulte de là une multitude de plaisirs et de peines dont nous sommes les auteurs pour lui.

» Le plus sûr, pour une mère vigilante, c'est de supposer toujours que les pleurs sont motivés; si elle en recherche la cause avec soin, elle trouvera bien plus de douleurs fondées qu'elle n'imagine. Les petits enfants, quoiqu'on en dise, n'ont pas de caprices: un espoir déçu, une souffrance sentie ou prévue, sont presque toujours cause de leurs cris.

» Un des moyens de les leur épargner sera de mettre, autant qu'il se pourra, de la régularité dans l'ordonnance de leur vie : ce n'est pas durant le premier âge qu'on peut contester l'utilité des habitudes. Quand les mêmes impressions se succéderont dans le même ordre; à la longue, les plus pénibles s'adouciront, et l'attente de celles qui sont agréables ne sera jamais trompée. Les mécomptes sont extrêmement sensibles aux petits enfants; c'est là une source de larmes amères. Leurs passions trop fortement excitées s'expriment aussi par des pleurs, et il convient de les tenir à l'abri des grandes émotions, fussent-elles agréables. Ce sera par conséquent une attention salutaire que d'éviter de les rendre témoins des préparatifs de leur repas. Le désir aiguisé par la vue de l'objet qui peut l'apaiser devient chez eux d'une vivacité douloureuse. La certitude que ce désir sera satisfait ne les calme point, et l'espérance est alors plutôt une peine qu'un plaisir pour eux.

III

» Avec ces soins et d'autres pareils, on maintiendra chez les enfants le calme habituel de l'âme, bien immense et facile à perdre, le plus nécessaire peut-être à leur constitution morale, si frêle, si indécise.

» Les nerfs une fois ébranlés sont longtemps à se remettre ; la santé et le caractère s'altèrent également. Mais ce n'est pas seulement de prévenir le mal que je m'occupe. Il est tout un ordre de facultés, et les plus élevées peut-être qui ne croissent et ne mûrissent qu'à l'ombre tutélaire du repos : ceci regarde nos plus beaux dons ainsi que nos vertus mêmes, il n'est rien d'admirable, rien de grand dans la nature morale, dont la sérénité ne favorise le développement.

» Sérénité ! mot charmant qui ne s'applique qu'au ciel et à l'âme, et semble établir des rapports entre eux : état d'une existence où règne l'harmonie, où le cœur est en paix avec lui-même et avec l'univers.

» .... Si nous ne la troublons pas, cette heureuse disposition se retrouvera toujours dans le premier âge. Elle brille d'un pur éclat dans les yeux de l'enfant, elle siége sur son front épanoui. Un enfant chez qui règne une douce sérénité, semble bien aise de vivre : respirer, voir, remuer ses petits bras, est déjà un bonheur pour lui, il accueille la nature entière avec reconnaissance; il semble que cette âme nouvelle prenne l'essor et vole au devant de ses bienfaits.

« N'y touchons pas; laissons l'enfant se lier avec elle; craignons d'altérer le doux accord qui se forme au dedans de lui. Tant que son regard plein d'intelligence prouve que son esprit est occupé, ne rompons jamais le cours de ses idées. Gardons-nous de troubler son activité intérieure : elle est plus réelle et plus salutaire que celle qui lui vient de nous. »

Nous ne prolongerons pas davantage cette citation empruntée à Mme Necker de Saussure; et nous remarquerons avec cette femme célèbre, que la sérénité est la meilleure preuve de la santé des enfants, de ce bien précieux sur lequel on ne saurait veiller avec trop d'attention, puisque le maintien de la santé durant la première période de la vie en implique la continuation plus tard. Une enfance saine et robuste est une garantie pour le reste de notre carrière. C'est une fondation solide sur laquelle le médecin bâtit son œuvre de conservation et de salut.

Cette œuvre de conservation et de salut embrasse

une double mission : car le médecin doit se préoccuper du physique et du moral, du corps et de l'âme. Comme le prêtre, comme le philosophe, il doit pénétrer dans ces hautes régions où la pratique du devoir conduit à la conquête dn droit.

Ces devoirs, l'enfant ne peut pas les comprendre dès son avénement à la vie; mais les parents, les domestiques, les instituteurs ont à les lui révéler par l'exemple qu'ils lui donnent; le besoin d'imitation inhérent à l'enfance fera le reste.

Accoutumé de bonne heure à la pratique de ses devoirs envers Dieu, envers sa famille, l'enfant acquerra peu à peu ce sens moral qui le mettra en paix avec lui-même, en harmonie avec la société; sans rien perdre, comme nous le disions plus haut, de la grâce et de la pureté de son âge, il se trempera presque à son insu pour les épreuves et les luttes de la vie.

HYGIÈNE DE L'ENFANCE.

CHAPITRE PREMIER.

GROSSESSE.

On désigne par le mot de *grossesse* l'état d'une femme qui, après la conception, renferme dans son sein le germe d'un nouvel être. On pourrait dire quelquefois de nouveaux êtres, puisque les cas de jumeaux se reproduisent assez fréquemment ; mais, nous occupant de la règle générale, et non des exceptions, le lecteur comprendra que nous définissions seulement la grossesse dans son acception normale.

Ainsi nous ne nous arrêtons point sur les affections morbides qui se manifestent pendant certaines grossesses ; nous l'admettons *simple*. Nous n'entrons pas davantage dans le tableau des perturbations physiques ou mentales qui peuvent se déclarer durant la gestation. Nous supposons, au contraire, que la femme qui se trouve dans cet état, pénétrée de l'importance du rôle que la nature lui assigne, remplit, sans s'en détourner, sa mission maternelle envers l'enfant qu'elle porte dans son sein.

Seulement, nous désignerons ici quelques-uns des signes qui indiquent la grossesse, et dont l'apparition doit éveiller l'attention des femmes, surtout de celles qui sont *primipares,* c'est-à-dire qui sont grosses pour la première fois, et qui doivent immédiatement appeler le médecin pour savoir à quoi s'en tenir sur leur état.

Les signes de la grossesse se divisent en signes rationnels et signes sensibles. Dans les premiers figurent la suppression des règles, l'accroissement du volume de l'abdomen, la saillie du nombril, le gonflement des mamelles avec tension douloureuse, le développement des bouts de sein qui changent de couleur, l'excrétion d'une certaine quantité de lymphe laiteuse, les dégoûts, les nausées, les vomissements, les modifications du pouls, un crachotement fréquent et des changements dans les habitudes physiques ainsi que dans les facultés intellectuelles.

Signes sensibles : les mouvements *actifs* du fœtus, produits par l'action de ses muscles, et les mouvements *passifs* qui lui sont imprimés, comme à un corps inerte, et que l'on appelle aussi *ballottements*. Ces mouvements ont lieu ordinairement vers le milieu de la grossesse, à quatre mois et demi.

On range encore parmi les signes sensibles la constatation des pulsations du fœtus à l'aide du stéthoscope, instrument d'auscultation inventé par le célèbre docteur Laënnec.

Les révélations qu'offrent les signes rationnels ayant été soumises à l'appréciation du médecin, et le doute n'étant plus permis d'après l'opinion qu'il a formulée, la femme grosse évitera les émotions violentes, les veilles prolongées, les exercices dangereux, en un mot tout ce qui pourrait nuire à sa santé et réagir d'une manière plus ou moins funeste sur son enfant. Parmi les interdictions que nous devons prononcer, figurent les promenades à cheval, les voyages dans des voitures mal suspendues, et surtout les voyages en convois de chemin de fer. A l'égard de cette dernière recommandation, nous rappellerons qu'une statistique des accidents arrivés sur les voies ferrées signale un bien plus grand nombre d'avortements que par les autres moyens de transport.

La femme grosse doit s'interdire les bals, la valse, les travaux manuels, si sa condition de fortune le permet; elle n'essayera point de soulever des fardeaux même peu pesants ; elle se gardera bien des boissons spiritueuses: ce n'est qu'après quatre mois et demi, quand les mouvements de l'enfant sont bien prononcés, qu'elle se permettra de prendre des bains ; ces bains ne doivent être pris que d'après les prescriptions du médecin. Tous les vomitifs et purgatifs sont aussi défendus pendant la grossesse.

Il faut éviter de s'asseoir sur un banc de pierre, de marbre ou de gazon, dont la fraîcheur risque d'être funeste. Le lit sera fait dans la position horizontale, mais avec la tête haute ; la femme grosse se gardera bien d'employer de l'eau froide pour des ablutions et autres soins de propreté; et en cas de congestion au cerveau ou au poumon, elle recourra de suite au médecin. Elle se garantira de l'humidité et du froid aux pieds.

Nous recommanderons encore aux femmes grosses de changer souvent de linge, mais de le faire d'abord chauffer ; de laisser circuler l'air dans leur chambre, et d'y entretenir une température égale et modérée ; de souper de très-bonne heure, pour éviter les indigestions nocturnes. On peut prendre une tasse de thé pas trop chargé, avec un peu de lait, et dans la journée, pour étancher la soif, de l'eau sucrée, de la limonade, de l'orangeade ou du sirop de groseille ; du reste, une nourriture saine, mais sans excès, et surtout peu épicée. Si les aliments maigres fatiguent, il faut s'adresser au curé de la paroisse qui s'empressera de donner une dispense d'après un certificat du médecin.

Rester longtemps debout, principalement dans les

églises, peut devenir dangereux. En état de transpiration, la femme grosse aura soin de ne pas s'arrêter
dans un local humide ou froid. Pour ses vêtements,
elle ne se surchargera ni ne s'allègera imprudemment. Il suffit d'un léger corset, sans busc et sans
baleines, pour soutenir et maintenir les parois du
ventre qui sont distendues, surtout dans une seconde
et une troisième grossesse; pas de jarretières serrées,
de peur de déterminer des varices; point de ligatures
fortement comprimées; ni brodequins ni souliers
étroits.

Comme on le voit, ce sont des soins et des précautions de tous les jours, de tous les instants,
qu'exige l'état de grossesse, qui peut compromettre
sans cela une double existence.

C'est dans l'influence de ce que nous appelons la
religion anticipée de la maternité, que la femme grosse
doit trouver la force de renoncer au monde, à ses
fêtes, à ses plaisirs, aux tortures qu'impose la toilette, aux soirées passées au théâtre, dont les repré-
sentations surexcitent sa sensibilité.

Pourtant nous ne la condamnons point à une immobilité absolue qui a aussi ses inconvénnients. Nous
laissons au médecin le soin de remédier aux consti-
pations, aux irritations gastriques, d'entretenir la liberté du ventre, de prévenir enfin tous les accidents
que l'ignorance ou l'imprudence ne provoquent que
trop souvent.

1.

Nous renfermant, dans un cercle de vérités générales et pratiques, nous insisterons sur le maintien du calme du corps, de l'esprit et de l'imagination ; nous recommanderons de fréquentes promenades par un temps sec, mais en s'arrêtant et se reposant avant l'invasion de la fatigue ; des repas rapprochés, des bains à la température de 26 degrés Réaumur, quelques distractions.

Voilà comment une femme se prépare au sublime rôle de mère ; voilà comment elle mérite ce titre avant même la naissance de son enfant.

Il est impossible qu'une conduite aussi prudente, que de semblables précautions ne reçoivent pas leur récompense, même pendant la durée de la grossesse, et cela par un meilleur état de santé, et par cette satisfaction intime que donne toujours la conviction d'un devoir accompli.

La grossesse a été excellente, la délivrance y répondra ; elle sera heureuse. Sans doute, cette phase difficile ne peut pas s'accomplir sans de vives souffrances. Dieu lui-même l'a dit à notre première mère, à la compagne d'Adam, au moment où elle avait déterminé la chute de l'humanité entière :

« Je vous affligerai de plusieurs maux pendant votre grossesse ; vous enfanterez dans la douleur. »

La parole divine, après des milliers d'années, pèse encore sur les filles d'Ève ; elles enfantent dans la douleur.

Mais la délivrance approche; l'enfant va naître; avec lui commence notre tâche spéciale; nous avons à suivre, dès son entrée dans la vie, cet être faible, chétif, qu'il faut disputer à la souffrance, à la maladie, à la mort, en le protégeant pas à pas depuis le premier âge jusqu'à l'époque de la puberté.

DEVOIRS D'UNE MÈRE.

Du moment que la mère a la conscience de sa grossesse, elle doit appeler le médecin investi de sa confiance, pour se diriger constamment d'après les prescriptions de la science. Il serait à désirer que ce médecin connût déjà la constitution de la cliente qui réclame ses soins, qu'il eût veillé sur les premières années de sa vie, ou du moins qu'il fût parfaitement au courant de l'état de santé de ses parents, de ce qui la concerne, de sa manière de vivre, etc.

Selon le langage d'un praticien célèbre, les femmes, par la faiblesse et la délicatesse de leurs organes, semblent destinées à la douleur : souffrances pour se former, souffrances tous les mois, souffrances pour devenir mères, souffrances quand elles ne peuvent plus l'être, souffrances toujours et péril souvent : tel est leur lot dans ce monde; mais elles puisent des forces dans leur cœur, dans leur continuel dévouement.

Pour elles, le choix d'un médecin et une confiance entière en celui qu'elles ont choisi constituent un devoir; il y va de la sécurité de la famille.

Si ce médecin exerce en même temps l'art des accouchements, c'est lui qui de préférence doit être chargé de délivrer la jeune mère. Si le médecin n'est pas accoucheur, on lui laissera le soin de le désigner, afin qu'entre ces deux hommes il y ait intelligence et harmonie, que l'un ressemble à la tête qui ordonne, l'autre à la main qui agit.

Cette précaution prise, la mère s'occupera pendant sa grossesse de tous les détails relatifs à la layette. A cet égard, nous ne craindrons pas de descendre à des détails minutieux et, pour ainsi dire, maternels car ils ont une haute importance, et exercent une action directe sur la santé, sur la destinée entière de l'enfant, dont la carrière dépend, plus qu'on ne le croit, des soins donnés au premier âge de la vie.

Les enfants nouveau-nés ne dégageant point par eux-mêmes le degré de chaleur nécessaire à l'entretien de leur existence, il est essentiel d'y suppléer au moyen des différentes pièces qui composent la layette, et qui servent à les défendre contre l'action si dangereuse du froid.

Nous sommes pourtant loin de conseiller les lourdes étoffes et les replis de bandelettes dans lesquelles on enveloppait jadis les enfants comme autant de momies d'Egypte, en rendant ces pauvres créatures incapables de faire le moindre mouvement. Lorsque la mère était emprisonnée dans une espèce de cuirasse hérissée de busces de baleine et d'acier, on conçoit l'ancien maillot à la torture duquel ont été soumises les générations qui nous ont précédés dans la vie, et dont les habitants des campagnes n'ont pas encore affranchi leurs enfants, malgré les injonctions réitérées des médecins. Mais depuis que les corsets de femmes ont subi une bienfaisante métamorphose sous les inspirations de la science et au nom de l'hygiène, il s'est de même opéré toute une révolution dans la confection des layettes en Belgique, en France, en Angleterre, en Allemagne. Toutefois, cette révolution n'est pas assez descendue aux classes populaires qui persistent encore dans les vieux préjugés.

Ajoutez à cela le degré de perfection où est parvenue la fabrication des étoffes et des tissus qui entrent dans la layette, leur prix toujours plus accessible aux conditions médiocres de la société, et l'on s'explique très-bien les améliorations opérées. Nous avons vu entr'autres une layette allemande, dont les bonnets, les camisoles, les chemises, les langes, et le coussin ouatté en forme de portefeuille, réunissent toutes les garanties désirables. Nous donnons à la fin de ce volume une description technique des meilleurs systèmes de layettes, entre lesquels nos lectrices pourront choisir.

Il est reconnu aujourd'hui que les éducations à la Spartiate faisaient des milliers de victimes, en moissonnant tous les êtres faibles et chétifs que notre premier devoir est de conserver, de fortifier, de disputer à la maladie et à la mort. C'est là un des plus beaux triomphes de la science moderne, qui, avant de chercher à faire des athlètes, commence par se préoccuper des moyens de lutter contre la nature, et de prolonger une existence même valétudinaire, même débile. Il y a plus : les Spartiates eux-mêmes, qui condamnaient à un trépas patriotique tout enfant mal-conformé, se sont applaudis de l'exception faite en faveur de cet Agésilas, qui, quoique boiteux, fut un des plus grands rois et des plus vaillants capitaines d'un peuple de héros.

A plus forte raison, depuis l'avénement du christianisme, qui a mis en relief toute la valeur intellectuelle de l'homme, qui nous montre le Christ mourant sur la croix pour sauver le genre humain ; à plus forte raison, depuis l'avénement du christianisme, nous devons veiller sur tous les nouveau-nés, quelle que soit leur conformation. C'est là, nous le répétons, le plus beau triomphe de la médecine ; triomphe qu'elle remporte sur la nature, à un tel point que, d'année en année, chez les peuples civilisés, le terme moyen de la vie se prolonge, grâce aux progrès de l'art et aux ressources de la science.

Les voyageurs européens qui ont parcouru les contrées de l'Amérique et de la Polynésie, où se trouvent des peuplades sauvages, ne nous laissent aucun doute sur ce fait. Tous s'accordent à nous montrer l'enfance des sauvages cruellement décimée, les décès beaucoup plus nombreux dans les différents âges de la vie; quant aux exemples de longévité, ils y sont très-rares.

CHAPITRE II.

ALLAITEMENT MATERNEL.

Tout est prévu : le médecin veille sur la période de la grossesse; l'accoucheur n'attend qu'un appel pour y répondre; la layette est terminée; il reste maintenant à prendre une grave décision, qui a une immense portée dans le présent, dans l'avenir : nous voulons parler du choix de la nourrice.

Deux systèmes sont en présence : l'allaitement par la mère, et l'allaitement par une nourrice mercenaire, par une femme étrangère.

On comprend que, conformément aux lois de Dieu et aux prescriptions de la nature, nous donnions la préférence à l'allaitement maternel. Mais, nous le demandons : toutes les mères pourront-elles remplir convenablement cette mission sans compromettre leur santé et celle de leur enfant ? Là réside toute la question.

La civilisation raffinée, au sein de laquelle nous vivons, en plaçant la plupart des femmes de la haute société sous l'empire tyrannique de la mode, en les assujettissant à la torture d'un corset, en débilitant souvent chez elles les organes digestifs, en surexcitant le système nerveux, en les rendant esclaves et victimes de ces fêtes du grand monde où elles escomptent leur existence par des veilles prolongées, par des bals incendiaires ; cette civilisation avancée laisse-t-elle à toutes les mères la force d'être bonnes nourrices? Nous n'hésitons point à répondre négativement.

Jean-Jacques Rousseau, par ses éloquents écrits, rappela un grand nombre de mères au sentiment de leurs devoirs. Cédant à l'autorité entraînante de l'auteur d'*Emile*, elles s'efforcèrent d'accomplir toute leur mission... Malheureusement, elles n'y étaient pas préparées par leur manière de vivre; leur courage l'emportait sur leurs forces physiques, et les enfants devinrent les premières victimes de cette imprudente recrudescence d'amour maternel. On voulut concilier les devoirs de la maternité avec les exigences du monde et les caprices de la mode : c'était une lutte impossible. Qu'en résulta-t-il? La dégénérescence des classes élevées de la société (1).

(1) On voit trop souvent de jeunes mères, placées dans la position que nous avons décrite, nourrir leur enfant et suivre les fêtes du grand monde. Au milieu d'un bal, à minuit, on leur apporte leur enfant qu'elles mettent au sein devant une assemblée qui applaudit à ce tableau touchant, et qui oublie

Aussi, pour qu'une mère allaite son enfant, nous rappelons qu'il faut avant tout l'approbation du médecin investi de sa confiance et de celle de la famille entière. La plus ferme volonté ne suffit point ; il faut davantage : il faut une bonne constitution, une excellente santé. On en jugera par les motifs d'exclusion que nous énumérons ici, dans l'intérêt de l'enfant comme dans celui de la mère.

On ne fera point une nourrice d'une mère qui a une mauvaise constitution, qui est atteinte d'un asthme, qui porte un germe de phthisie, chez laquelle existent des tubercules pulmonaires, ou toute autre lésion organique ; qui est affectée de dartres, de teigne, de scrofules, de maladies héréditaires ou chroniques, qui a un tempérament trop lymphatique, ou bien qui est sujette à des accès nerveux, etc., etc. ; autant de motifs d'exclusion, auxquels nous ajouterons la manifestation d'une maladie aiguë quelconque à la suite de l'accouchement.

Quand même le lait se présenterait abondamment, il faut que la mère ait le courage d'obéir à la sen-

que cette mère donne un lait échauffé et même dangereux à cet enfant, transporté la nuit loin de sa demeure, dans des salons dont l'atmosphère est viciée par la vapeur des bougies, par les mille parfums que dégagent des bouquets, des essences, et surtout par cette foule dorée, entassée dans un espace étroit. Le lendemain, c'est un autre tableau à faire ; le médecin peut le tracer avec de sombres couleurs.

tence d'exclusion, dont le médecin la frappe avec raison.

Naturellement ces motifs d'exclusion s'appliquent avec encore plus de rigueur à une nourrice mercenaire, étrangère qu'elle est à l'enfant qu'on lui confierait, n'ayant pas avec lui ces rapports intimes de consanguinité qui rendent la tâche plus facile à la mère, plus profitable à l'enfant.

CHOIX D'UNE NOURRICE ÉTRANGÈRE.

Rien de plus difficile et de plus délicat que le choix d'une nourrice; il importe avant tout de laisser au médecin cette grave responsabilité. Quelle que soit l'attention des parents, ils ne peuvent sous ce rapport remplacer les connaissances théoriques et l'expérience pratique de l'homme de l'art, qui a besoin de l'examen le plus scrupuleux, d'une espèce d'enquête inquisitoriale et d'une *visite* minutieuse pour ne pas se tromper dans son choix.

La première condition consiste dans l'âge du lait, qui devrait autant que possible se rapprocher, sous ce rapport, du lait que la mère donnerait à son enfant si elle pouvait le nourrir.

Maintenant, si l'allaitement doit avoir lieu dans l'intérieur de la maison, faut-il choisir une femme mariée qui fera allaiter son enfant par une autre nourrice, tandis qu'elle vend ses services à une famille opulente? Ou bien donnera-t-on la préférence à une fille-mère?

Avec la première, il y a l'inconvénient du mari et des autres enfants, si l'on réside dans la même ville ou à peu de distance. Malgré la surveillance la plus rigoureuse, les parents de l'enfant ne peuvent pas empêcher cette femme de recevoir les visites de son mari et de sa famille; souvent même elle voudra aller les voir; et la contrariété, la peine morale qu'elle éprouve, lorsque l'on s'oppose à ces relations si légitimes, si naturelles, peuvent lui devenir funestes, et causer un mal plus grand que celui que l'on voulait éviter.

Le mieux sera de laisser à cette nourrice une honnête liberté, dont elle est incapable d'abuser, car nous insistons pour qu'on la choisisse dans une famille où la probité, les mœurs, la vertu, la piété soient héréditaires comme la santé, comme la propreté.

Règle générale, si le mari est libertin,—ivrogne, —joueur, — querelleur, vices encore plus terribles dans les classes dépourvues d'éducation et que le respect humain ne retient pas dans l'essor de leurs passions; si le mari a un seul de ces vices, il faut s'abstenir de prendre sa femme pour nourrice, eût-elle d'ailleurs la plus robuste constitution et toutes les qualités physiques et morales, fût-elle la déesse Hygie en personne.

C'est qu'effectivement beaucoup de femmes des classes ouvrières, surtout à la ville, subissent dans le mariage une espèce de martyre. Plus elles sont douces, résignées, soumises, plus augmente la brutalité de leur tyran. Froissées dans leurs affections d'épouse, de mère, comment ces malheureuses créatures pourront-elles donner un lait salubre à leur nourrisson? Mais l'appréhension seule où elles vivent, même en l'absence de leur mari, leurs continuelles inquiétudes suffisent à vicier leur lait.

On nous reprochera d'exagérer le portrait de ces prétendus tyrans domestiques qui, selon le langage des courtisans du peuple, font plus de bruit que de mal. Nous laissons cette illusion aux personnes qui, par leur position, leur rang, la nature de leurs fonctions, ne se sont pas trouvées en contact fréquent et journalier avec les diverses classes de la société. Le médecin ne peut pas partager ces illusions. L'impitoyable réalité ne les lui enlève que trop vite.

A son début dans la carrière, lui aussi croit à la bonté de tous les hommes, à la vertu de toutes les femmes; mais peu à peu il apprend à connaître la nature et la société. Sans doute il rencontre d'admirables exemples de dévouement, de générosité, d'abnégation; mais à côté des exemples qui consolent ses regards, épanouissent son cœur, combien de tableaux désolants!

N'importe : comme le prêtre de la religion, lui qui exerce le sacerdoce de la science, il ne doit voir que la mission de salut dont il est investi ; il faut qu'il l'accomplisse et qu'il arrache aux étreintes de la maladie le meurtrier même qui demain peut-être sera livré au glaive de la loi.

— Que conclure de ces réflexions générales? — Que la nourrice doit subir une enquête morale comme une visite physique, avant d'être choisie par le médecin. Et cette enquête ne se borne point à la nourrice seule, elle remonte plus haut; elle s'adresse à ses parents, à son mari, à ses enfants; elle s'occupe de tout ce qui l'entoure; il faut que sécurité complète soit donnée à la famille qui lui confie un enfant pour le conserver, et non pour le faire dépérir.

Une fois toutes ces garanties morales et physiques bien constatées, on préférera une femme mariée à une fille-mère.

Mais si l'on ne parvient point à réunir ces diverses garanties, et si l'on veut absolument avoir une nourrice dans la maison, il faut bien s'adresser à une fille-mère. Le nombre en est assez grand pour que le médecin puisse choisir de manière à remplir tous les vœux de la famille, toutes les exigences de la science. Seulement, il serait dangereux de prendre une fille-mère qui réside à la ville où son séducteur peut la retrouver, car ce serait un inconvénient au moins égal à celui du mari vicieux dont nous avons parlé plus haut. C'est à la campagne qu'il faut aller chercher cette nourrice. Là, une première faute est d'autant plus excusable que le mariage finit presque toujours par la réparer. Souvent il ne manque aux deux amants que quelque argent pour se mettre en ménage ; la mission de nourrice que remplit la fille séduite facilite plus tard cette union. Son amant, éloigné qu'il est, et d'ailleurs bien disposé par cette perspective, devient un motif d'espérance et non d'inquiétude ; enfin on a soi-même l'attrait d'une bonne action, puisque l'on prépare la consécration de rapports jusque-là réprouvés par la morale, et la légitimation de l'enfant qui en est né.

Maintenant que ces principes généraux sont posés, entrons dans l'appréciation des conditions spéciales que l'on doit exiger chez une nourrice.

L'âge est d'abord essentiel. La nourrice ne doit être ni trop jeune ni trop âgée : 20 à 25 ans, voilà la période la plus convenable. Ce n'est pas assez qu'elle jouisse d'une excellente santé, qu'elle soit d'une bonne constitution, il importe encore qu'elle descende de parents sains et robustes. L'enquête sur le père et la mère est presque aussi rigoureuse que sur la nourrice même.

On la choisira de préférence brune de peau et de chevelure. Chez les brunes, en effet, la glande mammaire est développée, le tissu adipeux qui l'environne est peu abondant, la base du sein est plus large et de forme sphérique. La peau, généralement très-fine, laisse sentir à travers son tissu les granulations glanduleuses, et les veines sous-cutanées ont une couleur bleuâtre. Chez les femmes brunes, la glande forme presque tout le sein, et elles offrent plus de garantie sous le rapport de la qualité du lait.

Ce n'est pas tout : il faut exiger une belle carnation, des dents saines, une conformation robuste, le développement rationnel des membres supérieurs et inférieurs, ainsi que de la poitrine, les mamelles prononcées, les bouts de sein bien formés, l'haleine pure et douce, en un mot les apparences et les réalités d'une santé excellente. L'odeur que la sueur infecte des pieds exhale chez certaines personnes doit être un motif d'exclusion, ainsi que la conformation des nez dits *punais*.

Après le physique, on s'occupera du moral. La bonté, la douceur, l'intelligence, la gaieté, comme dons naturels ; l'ordre, la propreté, la politesse comme qualités acquises, sont des conditions indispensables. C'est ici que le médecin doit déployer toutes ses facultés d'observation, toute sa sagacité. Une visite scrupuleuse, pratiquée depuis la tête jusqu'aux pieds, lui révèle d'une manière certaine les qualités et les défauts physiques.

Mais pour le caractère, pour les habitudes, comment démêler la vérité? Comment lire au fond des cœurs? L'examen le plus rigoureux ne suffit point à une mission semblable; il s'agit de recourir à de nombreux renseignements, de recueillir une à une des révélations, des indiscrétions dont on forme un ensemble de garanties, un faisceau de preuves d'après lesquelles on se prononce.

Les plus graves inconvénients peuvent résulter de la moindre négligence à cet égard; on en jugera par un seul fait dont nous avons été témoin; on appréciera ainsi le danger qu'offre une nourrice dont les passions sont violentes et le caractère emporté.

Nous avons vu dans le quartier Saint-Marceau, à Paris, une chiffonnière qui allaitait son enfant. Dans une querelle avec une autre femme, elle voulut se porter à des voies de fait; quelques personnes s'interposèrent, et dans la rage que lui causait l'obstacle opposé à cette explosion, sa face présentait quelque chose de hideux. Un instant après, elle s'assit sur un bloc de pierre pour faire téter son enfant; la pauvre créature fut saisie de convulsions et mourut instantanément.

On le voit : nous sommes exigeant pour le choix d'une nourrice; et c'est le cas de répéter l'expression mordante du Figaro de Beaumarchais, disant: Aux vertus que vous exigez chez un domestique, combien y a-t-il de maîtres dignes de servir?

Mais le médecin remplit un apostolat, il ne doit

point faire de transactions qu'une famille pourrait lui reprocher comme un crime.

Jusqu'à présent, nous n'avons examiné que l'allaitement à la maison, soit par la mère, soit par une nourrice mercenaire ; il est pourtant dans les villes un grand nombre de familles qui, avec la meilleure volonté du monde, ne peuvent adopter le système de l'allaitement intérieur. La disposition même des maisons où résident ces familles y oppose un obstacle invincible.

Ainsi, dans les grandes villes, où l'espace est si précieux, où l'air et le soleil se vendent au poids de l'or, la plupart des magasins sont placés dans des conditions diamétralement opposées à celles que nous réclamons. Le local le plus vaste, le mieux aéré, est consacré aux intérêts du commerce, réservé au public ; les appartements sont remplis de marchandises, ou même convertis en magasin. La famille est reléguée, pour prendre ses repas, dans une arrière-boutique sans air ou dans une cuisine de cave. La nourrice est logée dans une mansarde.

L'enfant doit forcément s'étioler dans un milieu aussi défavorable, pendant que, de son côté, la nourrice languit, que son sein s'affaisse, que ses couleurs s'effacent. Il y a plus : ni la mère, ni une nourrice étrangère ne peuvent accomplir avec succès leur mission dans une maison ainsi privée d'air et de soleil·

En second lieu, vient pour d'autres familles l'excès de la dépense qu'elles ne peuvent pas se permettre.

Devant de semblables difficultés, nous conseillons aux parents de placer leur enfant à la campagne dans une maison d'honnêtes et bons paysans, jouissant d'une excellente santé, environnés de l'estime de leurs voisins, et qui ne soient pas dégradés par la misère, cette lèpre du cœur et du corps.

Au médecin, le soin d'aller, pendant la grossesse, visiter la demeure de la nourrice qu'il doit choisir avant la naissance de l'enfant. Il cherchera d'abord une contrée salubre, loin des eaux stagnantes, des marécages qui exhalent des miasmes délétères. Après la contrée, il s'occupera de l'exposition de la maison, dont la façade doit regarder le midi ou le levant. Dès qu'il pénétrera dans l'intérieur, comme sa visite est inattendue, il jugera par la propreté de la maison, par l'aspect de la femme, du mari, des enfants, s'il doit poursuivre son enquête.

Déjà renseigné sur les qualités morales et physiques de la famille, par le curé, le bourgmestre, le garde champêtre, il a un commencement de garantie que ses observations personnelles changeront bientôt en certitude. Nous n'avons pas besoin de rappeler que le lait de cette femme doit autant que possible se rapprocher de l'âge de celui de la mère qui ne peut nourrir son enfant.

En général, il convient d'éviter les maisons où se

trouvent des vaches, parce que le temps que la nourrice emploie à les traire et à en aller vendre le lait est perdu pour le nourrisson.

Si la mère ou la nourrice est primipare, c'est-à-dire s'il s'agit d'un premier accouchement, il faut vers le cinquième mois de la grossesse s'occuper du soin de former le bout de sein à l'aide d'un verre arrondi percé au centre et se prolongeant en syphon, qui sert à la mère à exercer sur elle-même une succion afin de provoquer l'apparition du lait. On peut encore employer avec avantage un petit chien, âgé de quelques jours, lequel, par ses succions douces, forme très-bien le bout de sein.

CHAPITRE III.

NAISSANCE DE L'ENFANT.

Les différentes prescriptions du médecin ont été observées; la layette est préparée; la nourrice est choisie, si la mère ne peut remplir jusqu'au bout sa mission; le terme de la délivrance approche.

Nous n'avons pas besoin d'entrer dans les détails de l'accouchement; ce serait sortir du cadre que nous nous sommes tracé, puisque nous devons nous occuper spécialement des maladies qui affligent l'enfance et des moyens de la préserver ou de la guérir. D'ailleurs, comme nous l'avons recommandé, dès les premiers symptômes qui annoncent l'approche de la délivrance, on a appelé l'accoucheur, il veille auprès de la femme qui va devenir mère; deux existences lui sont confiées.

Enfin tout est heureusement terminé. Ces vagissements, si doux à l'oreille et au cœur d'une mère, ont été la première récompense de neuf mois de douleurs et de souffrances; un père, tressaillant de joie, bénit la naissance de cet être dans lequel il se voit revivre ; toute une famille s'associe à cet heureux événement.

Avant d'aborder la spécialité de nos travaux, qu'il nous soit permis de féliciter l'administration communale de Bruxelles sur la mesure d'humanité qu'elle a prise en faisant constater à domicile la naissance et le sexe de l'enfant pour son inscription sur les registres de l'état civil. Jadis, les parents étaient forcés d'apporter le nouveau-né au bureau de l'état civil ; on conçoit tous les dangers qui résultaient de cette sortie imposée dans les trois jours de la naissance, d'une station plus ou moins longue dans un bureau, dont la porte s'ouvre à chaque instant. Toutes les mères de famille doivent un tribut de reconnaissance aux magistrats de la cité, qui ont su si bien concilier les prescriptions de la loi et les droits de l'humanité.

SOINS A DONNER A L'ENFANT
IMMÉDIATEMENT APRÈS SA NAISSANCE.

La nature de ces soins se modifie en raison de la constitution de l'enfant qui vient de naître ; on conçoit parfaitement qu'ils ne peuvent pas être identiques dans toutes les circonstances, et qu'ils changent

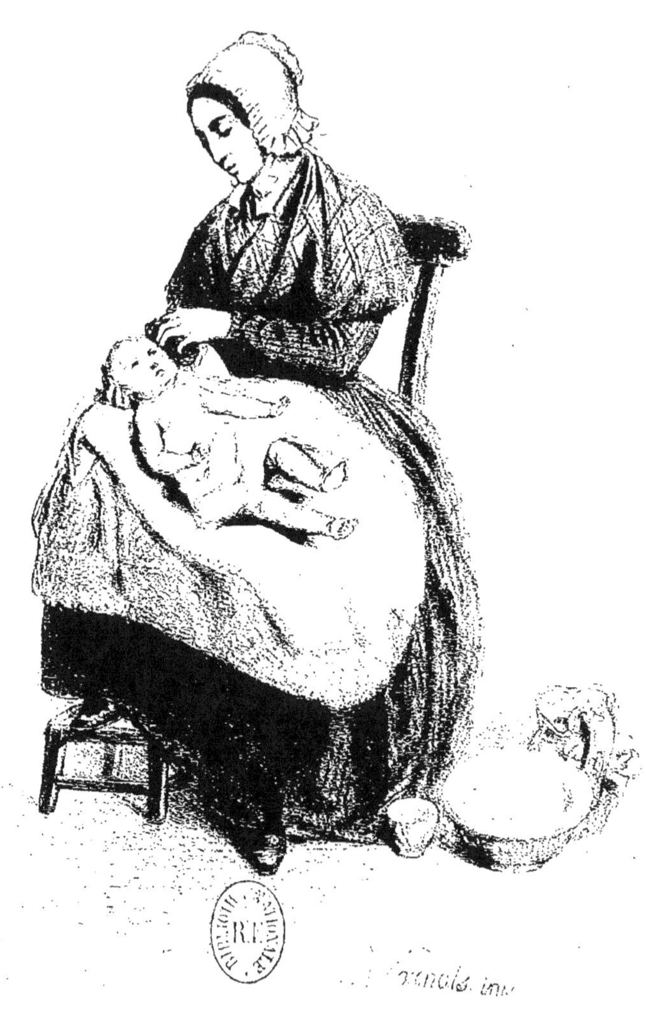

LA GARDE LAVANT LE NOUVEAU-NÉ.

suivant la force ou la faiblesse du sujet. La ligature du cordon a été faite par l'accoucheur, nous n'avons donc pas besoin d'en parler.

L'enfant, placé avec précaution sur le giron de la garde, et déposé sur un drap de lit chaud, reployé en quatre doubles, a été lavé de la tête aux pieds avec de l'huile fine (olive—amande douce) ou bien avec des jaunes d'œufs parfaitement délayés. On se sert ensuite d'eau tiède à la température du lait sortant du trayon de la vache, (environ 26 degrés Réaumur), et pour cela on emploie une éponge très-douce, soigneusement dégagée de tous les corps étrangers qui s'y rencontrent. On se garde bien d'exercer la moindre compression sur la tête de l'enfant avec l'éponge imbibée d'eau tiède; il faut une main délicate qui effleure à peine ce corps et ces membres si frêles, si chétifs, qu'un rien pourrait blesser. Cette opération se fait en descendant de la tête à la face, ensuite au cou, à la poitrine, au ventre, au bas-ventre, enfin aux membres supérieurs et inférieurs; puis la garde retourne l'enfant qui est couché sur son giron, et achève de le laver avec les mêmes soins sur la partie postérieure du corps et des membres.

Inutile de recommander le maintien dans la chambre d'une température égale, d'au moins 15 degrés Réaumur, et l'entretien continuel du feu pendant le jour et la nuit, à moins que l'on ne soit au cœur de l'été. Du reste, les courants d'air sont aussi dangereux pour la mère que pour l'enfant; on les évitera soigneusement: il faut pourtant renouveler l'air de la chambre une ou deux fois par jour, mais en fermant les rideaux du lit de la mère, et en emportant l'enfant dans une autre pièce bien chauffée.

Lorsque l'enfant a été lavé auprès du feu, qu'il a été bien débarrassé de cette espèce d'enduit onctueux dont il est couvert, on sèche l'eau en pochant délicatement au moyen d'un vieux mouchoir en batiste, ou d'un autre tissu très-fin, de manière à absorber l'humidité.

Avant que l'on habille l'enfant, le médecin s'assurera qu'il n'est affecté d'aucun vice de conformation, et il veillera à ce que la garde ne pétrisse pas la tête, sous prétexte de l'arrondir, dans le cas où elle se serait un peu allongée dans la délivrance. On ne saurait trop s'élever contre cette barbare pratique de femmes ignorantes, se permettant de corriger la nature, sans réfléchir au mal irréparable qu'elles peuvent déterminer.

Si la toilette de propreté de l'enfant réclame de grandes précautions, elles sont aussi indispensables pour le revêtir de son premier maillot.

Un préjugé séculaire a condamné la plupart des enfants à une véritable torture, en comprimant l'abdomen et la poitrine, et en provoquant ainsi l'état congestif du cerveau. La science contemporaine commence enfin à triompher de cette déplorable coutume, qui disparaît peu à peu de nos villes, mais qui résiste encore dans les campagnes.

Nous serions heureux que notre voix eût assez de retentissement pour contribuer à extirper cette hérésie, et nous recommandons aux familles de veiller à ce que l'enfant soit maintenu dans son maillot sans être aucunement comprimé.

Dès que l'enfant est emmailloté, on lui fera boire quelques cuillerée à café d'eau tiède légèrement sucrée ou gommée, afin de favoriser l'évacuation des mucosités. Pendant les premiers jours qui suivent la naissance, le médecin surveillera attentivement l'évacuation des urines et du méconium. On sait que lorsque la mère a le bonheur de pouvoir nourrir son enfant, le premier lait qu'elle lui donne contient un principe légèrement purgatif qui contribue à l'expulsion du méconium; mais avec une nourrice mercenaire, bien que le lait se rapproche de l'âge du nouveau-né, le méconium reste quelquefois trois à quatre jours sans être expulsé.

Si la sécrétion des urines se fait trop attendre, on a recours à un léger cataplasme émollient que l'on place sur le ventre, puis à un petit lavement avec décoction de graine de lin, ou d'eau de son ou de racine de guimauve. Au cas où ces moyens ne suffiraient pas, on plonge l'enfant dans un bain d'eau de son ou d'amidon. Quelques poignées de son, que l'on a fait bouillir dans une certaine quantité d'eau et que l'on passe au tamis, constituent un bain mucilagineux. Pour le second, on délaye un demi-kilogramme d'amidon dans un litre d'eau froide; quand le mélange est opéré, on le jette dans le vase où se trouve l'eau à la température de 25 à 26 degrés Réaumur, et après avoir bien agité cette eau, on y dépose l'enfant.

Sa tête ne doit pas tremper dans le bain; il faut que la main gauche de la garde lui soutienne la tête et la nuque, tandis que la main droite passe sous l'articulation des genoux. Indépendamment du linge fin qui garnit le fond et les parois de la baignoire, on en recouvre également la surface avec un linge égèrement chauffé, pour garantir l'enfant contre le contact de l'air.

Au sortir de ce bain, où il ne restera que six à huit minutes, l'enfant sera de suite enveloppé dans un linge doux et chaud, et placé ainsi dans son berceau, afin que le bain produise les effets avantageux qu'il comporte. Le sommeil s'empare presque toujours de l'enfant, et il se manifeste une légère transpiration, déterminant une détente favorable à la sécrétion des urines.

Si l'expulsion du méconium n'a pas encore eu lieu, on a recours à un léger laxatif qui consiste en une ou deux cuillerées à café de sirop de violette, ou

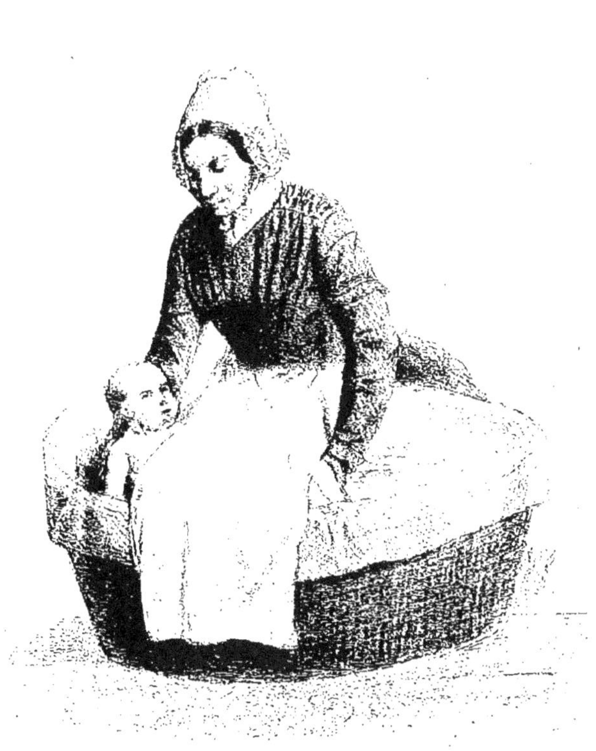

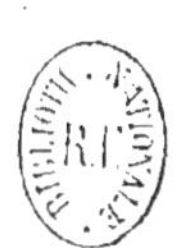

L'ENFANT PRENANT UN BAIN.

d'huile d'amande douce, ou de sirop de fleur de pêcher, ou d'une légère dissolution de manne en armes.

DU FILET OU FREIN DE LA LANGUE.

Il arrive assez fréquemment que la langue se trouve enchaînée par la prolongation de son frein qui s'étend jusqu'à la pointe de cet organe et de là jusqu'au rebord alvéolaire. L'enfant ne peut, dans ce cas, ni maintenir le mamelon pressé contre la voûte du palais, ni exercer la moindre succion ; et plus tard il en résulterait pour lui une grande difficulté à parler.

On reconnaît cet enchaînement de la langue, d'abord à l'inspection du frein, puis à l'impossibilité qu'éprouve l'enfant de tirer la langue hors de la bouche et de l'avancer sur le bord libre des lèvres.

Il y a une méthode très-simple pour opérer la section du frein, et en la pratiquant on ne court pas le danger d'ouvrir les artères ou les veines ranines, ce qui déterminerait une hémorrhagie de nature à nquiéter.

On introduit le doigt indicateur de la main gauche dans la bouche de l'enfant, demanière à lui tenir la bouche ouverte, la langue soulevée et le frein tendu. De la main droite armée d'une paire de ciseaux courbes sur le plat, on coupe le frein; aussitôt la langue se détache librement, et bien des fois cette opération s'accomplit sans qu'il y ait une seule goutte de sang. Dès lors l'enfant tète avec la plus grande facilité, ce dont s'aperçoit sa nourrice.

On peut encore remplacer le doigt indicateur par l'introduction de la sonde cannelée et employer des ciseaux droits; il est essentiel de ne confier cette opération qu'à l'accoucheur ou au médecin, parce qu'une main inexpérimentée pourrait causer une hémorrhagie très-dangereuse. C'est afin de prévenir les familles contre les invasions des gardes et des sages-femmes, se permettant d'empiéter sur les attributs du médecin et du chirurgien, que nous sommes entrés dans quelques détails touchant le filet et sa section.

SUITE DES PREMIERS SOINS A DONNER AUX NOUVEAU-NÉS.

Quoique l'enfant n'y voie pas encore, on évitera de le placer en face d'un grand feu ou d'une lumière trop vive. On prendra aussi les plus minutieuses précautions pour le préserver du froid, dont les impressions peuvent déterminer les plus graves acci-

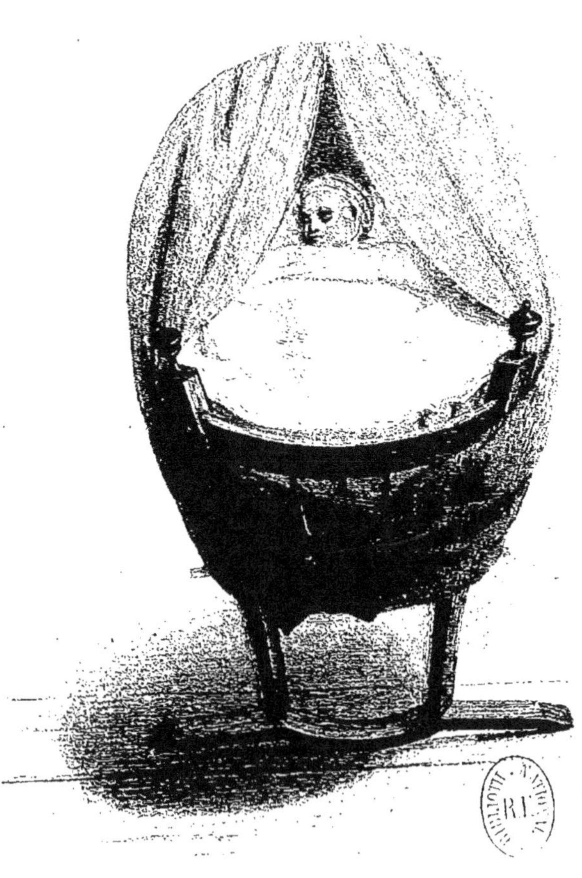

LE NOUVEAU-NÉ DANS SON BERCEAU

dents. D'ailleurs, nous l'avons déjà dit , l'enfant nouveau-né est encore incapable de développer par lui-même le degré de chaleur nécessaire à l'entretien de son existence.

Comme il est essentiel de ne point habituer l'enfant à dormir sur les genoux de sa mère ou de sa nourrice, on s'empressera de le déposer dans un berceau convenablement suspendu, dont les mouvements onduleux n'ont rien de brusque ni de saccadé, pouvant réagir sur le cerveau, modifier la sensibilité des nerfs et causer des spasmes ainsi que des convulsions.

On disposera le berceau de manière que le jour provenant des fenêtres ne tombe pas en face, de peur de fatiguer la vue, ni latéralement, de peur de développer le strabisme (rendre l'enfant louche).

En dedans, le berceau sera garni avec de l'étoffe verte, et l'on choisira la même couleur pour les rideaux qui l'enveloppent, et dont la coulisse aura assez de jeu pour qu'ils s'ouvrent entièrement, quand on a besoin d'aérer le berceau.

Les opinions sont partagées sur le système du matelas et de l'oreiller que l'on doit employer. D'après nos observations et les bons résultats que nous obtenons tous les jours, nous recommanderons de préférence les matelas et oreillers de crin, recouverts en dimitte. On peut aussi se servir de fougère pour le matelas ; mais l'oreiller sera toujonrs en crin qui n'a pas au même degré que la plume l'inconvénient d'absorber et de retenir les miasmes.

Ce matelas enfoncera dans le berceau de manière que les bords fassent saillie, et empêchent plus tard l'enfant de tomber sur le parquet, à la suite d'un mouvement brusque. Des draps en toile fine, une couverture et une courte-pointe complèteront la garniture du berceau.

Plusieurs personnes mettent sur le matelas une peau de mouton; nous condamnerons cette pratique qui dégage trop de chaleur, et nous préférons remplacer la peau de mouton par du taffetas gommé recouvert de flanelle; l'imperméabilité du taffetas gommé conserve le matelas dans un état de propreté, sans présenter aucun inconvénient.

Naturellement on diminue ou on augmente les couvertures selon la saison; mais on se gardera bien d'étouffer les enfants sous le poids de nombreux tissus que l'on étend jusque sur la figure, en enlevant à ces pauvres créatures la faculté de respirer. Il est temps enfin que l'on se débarrasse du joug des préjugés traditionnels que l'ignorance a trop accrédités, et que l'on suive les préceptes de l'hygiène et de la logique.

La tête de l'enfant doit être assez élevée, et on le couchera plus fréquemment sur le côté droit. Il serait fort utile d'avoir de doubles garnitures de couchage pour les changer chaque jour après les avoir bien aérées. Seulement, il ne faut pas exposer ces garnitures à la pluie, à la neige, à la gelée, dont les conséquences pourraient réagir sur l'enfant.

Nous avons déjà dit qu'il ne fallait pas faire dormir l'enfant sur les genoux de sa mère ou de sa nourrice; c'est une mauvaise habitude qu'on évitera bien de lui donner : on doit également ne pas chercher à l'endormir en berçant la chaise sur laquelle est assise la personne qui le tient dans ses bras. Le berceau bien suspendu, sans mouvement saccadé, suffira à provoquer un sommeil calme et tranquille.

L'enfant, quel que soit son tempérament, fort ou faible, a besoin de téter fréquemment pendant les premiers jours qui suivent sa naissance. Toutefois il est essentiel de l'accoutumer dès-lors à des rations régulières; et selon sa faiblesse ou son appétit, on le mettra au sein à une heure et demie de distance, ou au plus toutes les trois heures. Mais s'il dormait plus longtemps, on se gardera bien de l'éveiller de ce sommeil réparateur qui profite autant au nourrisson qu'à la nourrice. C'est le cas de se souvenir du proverbe populaire : *qui dort dîne.*

La présence du médecin nous rassure sur les précautions à prendre si l'enfant ne tète pas avec facilité à cause de l'existence du filet ou frein de la langue, si le mamelon de la nourrice n'est pas bien formé, si l'état de faiblesse, suite d'un accouchement laborieux, empêchait la mère de nourrir son enfant, etc. Tous ces détails, qu'il est difficile de prévoir, concernent la responsabilité de l'accoucheur ou du médecin, qu'il importe beaucoup de consulter sans cesse, en se méfiant des commérages des gardes, toujours prêtes à obéir aux moindres caprices des accouchées, à modifier les prescriptions, et qui, dans de nombreuses familles, sont trop souvent écoutées, malgré les accidents provoqués par leur imprudence.

CHAPITRE IV.

LAIT.

Le lait, liquide opaque, sécrété par les glandes mammaires de la femme, est préparé dans l'économie animale à une époque indéterminée de la grossesse : trois, quatre ou cinq mois. Immédiatement après la naissance de l'enfant, la turgescence des mamelles augmente; des douleurs lancinantes se font par intervalles sentir sous les aisselles, et le lait se manifeste avec plus ou moins d'abondance : seulement, le liquide que les mamelles commencent à sécréter ne possède pas encore toutes les propriétés du lait; la partie caséeuse (caséine) se rapproche davantage des qualités du blanc d'œuf (albumine). A ce premier lait, on donne le nom de *colostrum.*

Le colostrum est jaunâtre, épais, visqueux, d'une réaction alcaline, et déjà au bout de trois heures il devient acide. Le microscope établit encore un caractère distinctif entre le colostrum et le lait pro-

prement dit. Le premier contient de petits corpus-
cules granulés jaunâtres d'un volume plus fort que
les globules du lait.

En outre, le colostrum contient plus de parties
solides que le lait ; le sucre et le beurre y dominent
surtout ; il est encore riche en sels. De l'abondance
de ces parties constituantes, résultent les propriétés
laxatives du colostrum, lesquelles sont indispensables à l'expulsion du *méconium*, matières vis-
queuses, d'une teinte verdâtre ou brunâtre, qui
s'accumulent dans les intestins du fœtus pendant
la gestation, et que l'enfant rend après sa naissance.

La composition du colostrum chez les femelles
d'animaux domestiques est analogue à celle du colostrum de la femme ; seulement la quantité des
parties constituantes varie.

L'analyse chimique présente les proportions suivantes :

	Femme.	Anesse.	Chèvre.	Vache.
Caséine.	40,0	123,0	275,0	151,0
Beurre.	50,0	5,0	52,0	26,0
Sucre de lait.	70,0	43,0	32,0	36,0
Sels.	3,0	»	»	3,0
Eau.	828,0	828,0	641,0	784,0

Du quatrième au cinquième jour après la délivrance, commence la sécrétion du lait véritable.

La couleur du lait est blanche avec un léger reflet

bleuâtre, rarement jaunâtre; il a une saveur plus ou moins douce, sucrée, une odeur fade, particulière. mais qui n'a rien de désagréable.

Quand on abandonne le lait à lui-même, le repos en sépare une couche supérieure, riche en matière grasse, la *crème;* elle se compose de caséine et de beurre. Le liquide sous-jacent en est pauvre et tient en solution les sels et le sucre de lait.

Dans le lait entrent comme éléments constitutifs de l'eau, de la caséine, du beurre, du sucre de lait, du phosphate de chaux et de magnésie, **du** phosphate de fer, du chlorure de sodium, de potassium et de soude libre.

De même que dans le colostrum, la proportion de ces divers ingrédients varie selon les espèces animales, et même selon les individus. Cette dernière observation, sur laquelle nous insistons, nous met dans le cas de donner le chiffre de quelques analyses, afin de démontrer l'importance du choix d'une nourrice, l'examen rigoureux dont elle doit être l'objet, et la nécessité de ne confier cet examen qu'à un homme de l'art.

Le lait de femme a une saveur plus douce que le lait de vache ; le beurre en est moins consistant. La réaction en est alcaline ; il ne s'aigrit pas aussi vite que celui de vache. La membrane qui tapisse l'estomac de l'enfant jouit de la propriété de le faire coaguler plus promptement que la présure.

Une moyenne de quatorze analyses donne :

	Maxima.	Minima.
Eau.	914,0	861,0
Caséine.	45,2	19,6
Beurre.	54,0	8,0
Sucre de lait.	62,4	39,2
Sels.	2,7	1,6

Ces différences dans les parties nutritives révèlent l'influence extraordinaire des qualités du lait sur le développement du nourrisson.

On préfère généralement, comme nous l'avons dit, les nourrices brunes aux blondes ; et la chimie nous explique fort bien le motif de cette préférence. Voici les résultats obtenus par M. le docteur Lhéritier dans l'analyse comparative du lait de deux femmes âgées de vingt-deux ans, vivant dans les mêmes conditions hygiéniques, l'une brune, l'autre blonde :

	Brune.	Blonde.
Eau.	853,3	892,0
Caséine.	16,2	10,0
Beurre.	54,8	35,5
Sucre de lait.	71,2	58,5
Sels.	4,5	4,0

Le lait de vache, dont les caractères physiques sont bien connus, est plus riche en caséine et en sels, mais plus pauvre en beurre et en sucre de lait.

Le lait de chèvre, avec son odeur de bouc plus prononcée chez les animaux à pelage foncé que chez ceux dont la robe est de couleur claire, l'emporte en caséine sur le lait de femme et de vache; mais il le cède en beurre et en sucre de lait.

Le lait d'ânesse contient à peu près la même dose de sucre que le lait de femme; mais il est de beaucoup inférieur sous le rapport de la caséine et du beurre.

La caséine étant la seule partie nutritive, celle qui se transforme en chair musculaire et en organes, on comprend combien il importe de s'assurer de la richesse du lait à cet égard, d'autant plus que, par sa quantité, on juge de l'abondance des sels. Ceux-ci ont leur destination dans le jeune-âge; ils servent à la formation des os, et souvent la pauvreté du lait en caséum et en sels calcaires détermine cette terrible maladie de l'enfance, le rachitisme ou le ramollissement des os, qui laisse toujours des difformités permanentes, si la mort n'en est pas le terme.

Des mères qui ne peuvent nourrir, auxquelles il répugne de confier leur enfant à des mains mercenaires, croient pouvoir l'élever *à la brochette*. C'est une erreur fatale que nous ne saurions trop fortement réprouver. Dans la première enfance, rien ne remplace le lait.

En effet, le lait, comme l'œuf, contient tous les éléments utilisés dans l'organisation; le mouvement .. de la vie n'en fabrique et n'en modifie aucun; si un seul manque, l'enfant s'étiole, languit et marche

4.

vers l'inanition, avec autant de certitude, quoique moins vite, que si on le privait de toute espèce d'aliments. Le moindre inconvénient qui résulte de la suppression du lait, c'est de déposer dans l'organisation de l'enfant le germe d'une constitution dont se ressentira le reste de sa carrière.

Prémunissons donc les mères contre cette déplorable pratique. Quelle que soit la combinaison inventée par l'industrie humaine, quels que soient les noms plus ou moins pompeux dont on décore les substances alimentaires, toutes doivent être proscrites, car aucune ne peut remplacer le lait. Ce liquide remplit toutes les conditions de la nutrition, et aucun des éléments qu'il renferme ne saurait manquer pendant quelque temps sans nuire à toute l'économie. Privez le lait de caséum, l'accroissement s'arrête, et la vie ne s'entretient qu'aux dépens de la substance même de l'individu; supprimez le beurre, le sucre de lait, la respiration languit, et avec elle le développement de la chaleur animale; il ne se dépose plus de graisse qui retient la chaleur, elle rayonne pour s'équilibrer avec le milieu ambiant; la température du corps baisse, l'énergie, la résistance vitale suivent la même marche rétrograde. Otez du lait les sels à base de potasse et de soude, vous empêchez la nutrition, car vous enlevez leur dissolvant aux aliments réduits à l'état de matière nutritive. La suppression des sels calcaires équivaut à un temps d'arrêt dans le développement des os; sans le fer, enfin, le sang doit perdre sa couleur rouge.

Comme il n'existe pas de matière alimentaire renfermant ces divers éléments; que l'homme, après la période de l'allaitement, ne supplée à cette lacune qu'en variant sa nourriture, et en y ajoutant les substances qui y manquent, le sel de cuisine, par exemple, on comprendra les motifs qui nous font proscrire la brochette, avec d'autant plus de raison que l'alimentation de l'enfant nouveau-né n'est pas variée, qu'elle est pour ainsi dire toujours la même. Dès lors, une mère qui applique ce déplorable système, débilite son enfant, et, sans s'en douter, le conduit lentement au tombeau.

FIÈVRE DE LAIT.

Cette fièvre, qui se manifeste ordinairement soixante et douze heures après l'accouchement, quelquefois plus tôt, quelquefois plus tard, n'a ni la même durée ni la même intensité chez toutes les femmes; il est même des femmes qui ne l'éprouvent presque pas.

La fièvre de lait est généralement moins violente chez les femmes qui accouchent pour la première fois et chez celles qui allaitent leur enfant.

Il n'entre pas dans notre sujet de d'écrire les symptômes de la fièvre de lait et de spécifier le traitement à suivre ; cependant, comme cette affection peut réagir sur la santé de l'enfant, et qu'elle est parfois dangereuse pour la mère, il convient que nous développions ici quelques idées pratiques d'une application fréquente.

Dès que la fièvre commence à se manifester, que les mamelles se tuméfient et se durcissent, que le pouls s'accélère, que la soif devient intense, que la tête est douloureuse, la face et l'œil rouges et animés, que la bouche est sèche et qu'il y a dégoût des aliments, enfin qu'au frisson suceède une chaleur souvent très-ardente, on ne peut méconnaître l'invasion de la fièvre de lait ; sa durée est de 12, 24, 36, rarement 48 heures.

Pendant la période d'acuité, il ne faut pas mettre l'enfant au sein ; la mère ayant besoin de tranquillité. Au nourrisson, ainsi privé du lait maternel durant l'affection fébrile, on donnera de l'eau sucrée à la température de la chambre, ou de l'eau gommée (une cuillerée à bouche de sirop de gomme dans une tasse d'eau dégourdie au feu), ou bien une tasse d'eau d'orge avec addition de sucre blanc. Nous n'avons pas besoin de recommander le respect du sommeil de l'enfant ; par conséquent, on ne lui administrera ces boissons qu'à intervalles, par cuillerées à café, et avec autant de précautions que d'intelligence de ses besoins.

Quant à la mère, on doit appeler de suite le médecin ; et s'il était retenu par des circonstances indépendantes de sa volonté, on supprimera autour de la malade le bruit et la lumière, de peur d'exciter le cerveau ; on entretiendra dans la chambre, en hiver comme en été, une température douce et égale ; on évitera de troubler son repos ; et l'on placera même l'enfant dans une autre chambre. La diète est de rigueur, et on ne doit donner des boissons qu'en petite quantité, de peur de produire une trop grande distension des mamelles. Ces boissons consistent en une légère infusion pectorale (mélange de fleurs de tilleul, de fleurs de violette et de bois de réglisse avec un peu de racine de guimauve), en un verre d'eau à la température de l'appartement, avec addition d'une cuillerée de sirop de gomme ou de guimauve, en une légère décoction d'eau d'orge. On peut également donner de l'eau sucrée, toujours à la température de la chambre, si la malade le préfère.

Afin de combattre le gonflement des mamelles, quelquefois si considérable qu'il tient les bras écartés du corps, on doit appliquer des cataplasmes émollients faits avec de la farine de graine de lin. Pour procéder convenablement, on jette dans un vase deux ou trois poignées de farine de graine de lin,

sur lesquelles on verse de l'eau bouillante en quantité suffisante pour former une pâte d'une certaine
consistance. Cette pâte doit être étendue avec une
spatule ou un couteau sur un carré de linge, de dimension à couvrir entièrement la mamelle ; on a soin
de replier les quatre bords du linge de la largeur
d'un demi-pouce, en donnant au cataplasme l'épaisseur de deux pièces de 5 francs superposées. Puis on
le dépose tiède sur chaque mamelle. Une ouverture
au centre est ménagée pour que le bout de sein puisse
sortir. On renouvelle ce cataplasme trois fois par jour,
en recouvrant, lorsqu'on l'enlève, toute la poitrine
d'une serviette tiède pliée en quatre doubles, de
manière à empêcher le contact de l'air.

Aussitôt que la fièvre de lait est dissipée, on s'empressera de donner à téter à l'enfant ; et même,
quand la fièvre n'est pas violente, les succions
exercées par l'enfant, ont un heureux effet, en ce
qu'elles désemplissent les mamelles.

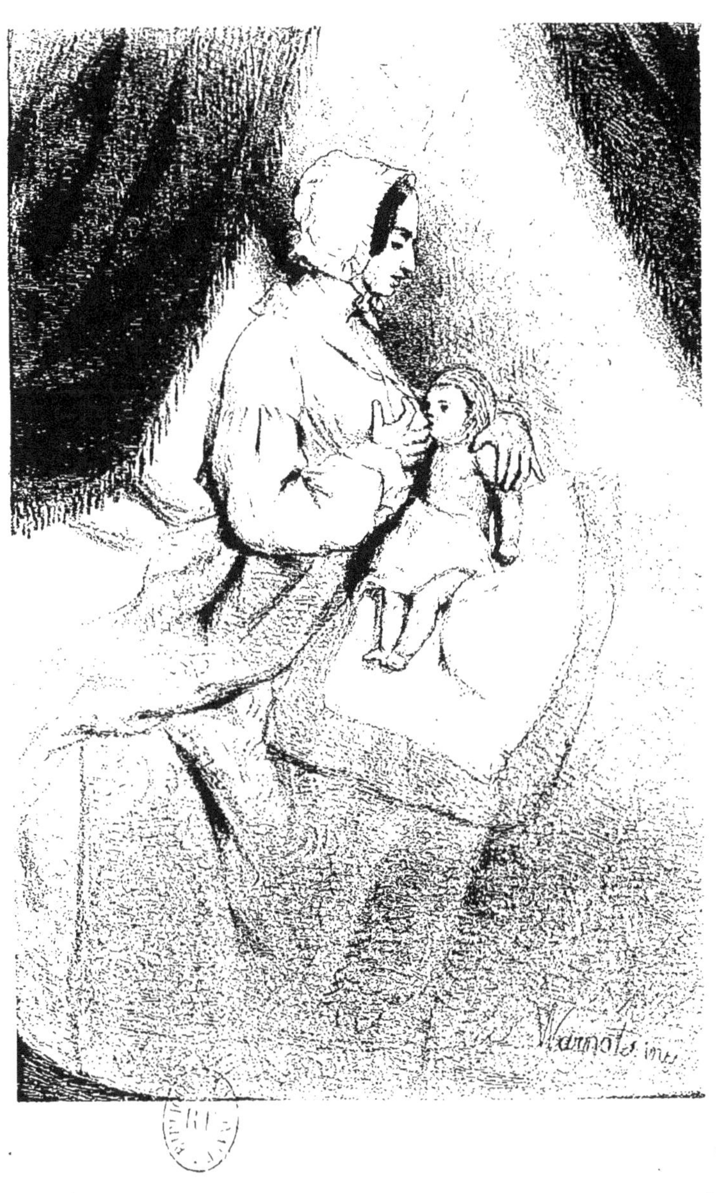

LA MÈRE DONNANT LE SEIN AU NOUVEAU-NÉ.

CHAPITRE V.

LE BAPTÉME.

Dans les communions chrétiennes, et surtout pour les populations qui suivent le culte catholique, le sacrement du baptème est administré dans la paroisse des parents de l'enfant, quelques jours après la naissance de cet enfant. Il importe de prendre les plus grandes précautions à l'égard d'un être faible et délicat, accoutumé à vivre dans une atmosphère d'au moins 15 degrés Réaumur, et que l'on transporte tout à coup, sans transitions, à la rue, pour aller dans une église ordinairement froide et humide.

La garde doit ici apporter tous ses soins, toute sa vigilance pour garantir le nouveau-né contre le contact de l'air extérieur, qui, dans différentes saisons de l'année, peut devenir dangereux par un jour de pluie, de vent, de neige ou de froid rigoureux. Il serait à désirer que l'on pût toujours conduire et ramener les enfants dans une voiture hermétiquement fermée. En même temps, on les enveloppera dans un tissu chaud et moëlleux qui les défende contre les frimas, et qui maintienne autour d'eux cette température à laquelle ils sont accoutumés, et dont la délicatesse de leur organisation a besoin.

On sait que jusqu'au xiie siècle de l'ère chrétienne, les eaux du baptême ont été administrées par *immersion*. Il est vrai que, pendant les premiers siècles de l'Eglise, les catéchumènes ne recevaient pas ce sacrement dans l'enfance; il fallait avoir atteint l'âge de raison, et comprendre parfaitement la nature des engagements pris sur les fonts baptismaux. Enfin, n'oublions pas que la température des contrées orientales, qui furent le berceau du christianisme, explique parfaitement le système d'immersion d'abord suivi. L'Eglise d'Occident a modifié ce système, qu'elle a remplacé par l'*infusion*, à cause de l'inconvénient des bains froids dans nos régions septentrionales.

Ajoutons que le clergé de nos villes se montre aujourd'hui plein de prévoyance et de précautions pour administrer le sacrement du baptême, sans compromettre la santé des nouveau-nés, sans provoquer des ophthalmies purulentes, comme cela s'est vu trop souvent.

Si toutes les églises ne sont pas défendues en hiver contre la rigueur du froid, par des poëles, comme celle de Saint-Jacques-sur-Caudenberg, à Bruxelles, du moins on emploie dans toutes de l'eau légèrement chauffée; et lorsque l'hiver sévit trop cruellement, on transporte les nouveau-nés dans la sacristie, où il y a du feu.

Au retour de l'église, la garde aura les mêmes précautions qu'au départ de la maison. Mais il est une recommandation dont les livres de médecine ne parlent pas, et sur laquelle nous ne saurions trop insister : nous faisons allusion à l'habitude généralement répandue de faire du baptême l'occasion d'un banquet.

Rien de mieux. Nous comprenons parfaitement ces touchantes réjouissances auxquelles s'associent les parents et les amis. Nous concevons la joie du père, du parrain, de la marraine, des divers convives, célébrant à table et le verre à la main cette heureuse journée; mais nous demandons que l'on respecte la santé de l'enfant et l'existence de la mère.

Quelques jours à peine sont écoulés depuis l'accouchement, cette pauvre mère a besoin des plus grands ménagements pour ne pas déterminer des accidents funestes, et dans une situation aussi grave, on voit la plupart des gardes, méconnaissant leur mission, solliciter la mère de prendre part au banquet, de boire, de manger, enfin de présider du haut de son lit à la table du festin trop souvent dressée dans sa chambre.

Et là, plusieurs personnes causent, chantent, rient, excitent la pauvre mère qui bientôt expie la funeste condescendance de sa garde et sa désobéissance aux prescriptions du médecin, dont l'autorité a moins d'ascendant que les commérages d'une femme ignorante.

Jetons un voile, voile trop souvent funèbre, sur les conséquences déplorables de cette participation de la mère à un banquet qui devrait toujours se passer loin d'elle, loin de son appartement.

CHAPITRE VI.

RÉGIME DE LA NOURRICE.

On comprend très-bien qu'il est utile, même indispensable de suivre un régime pour l'alimentation et la manière de vivre de la nourrice. Que ce soit la mère ou une femme étrangère qui remplisse cette fonction, il est important d'apporter à cette garantie de bonne santé une régularité qui tourne au profit de la nourrice et de l'enfant.

Nous avons déjà parlé de la nécessité d'un sommeil réparateur. C'est effectivement le plus sûr moyen de donner au lait le temps de se former, de se renouveler, de prendre ses qualités physiologiques. Sans quelques heures d'un bon sommeil nocturne, le meilleur système d'alimentation serait insuffisant. Une fois ce point bien réglé, et surtout rigoureusement observé par la nourrice, nous insisterons sur le choix des aliments, qui doivent être sains et substantiels, comme sur le nombre des repas, qui seront assez fréquents, de peur de charger l'estomac (quatre repas parjour, divisés par un intervalle de quelques heures).

On l'a dit bien souvent, et cette vérité triviale, à force d'être connue, ne mérite pas moins d'être proclamée : ce n'est pas ce qu'on mange qui nourrit, c'est ce qu'on digère.

Partant de ce principe, nous répéterons que de bonnes digestions sont la première condition imposée à une nourrice ; sans cela, impossible de remplir une mission aussi difficile, à moins de compromettre et d'épuiser deux existences à la fois. Il ne s'agit donc pas de la quantité d'aliments à consommer, mais de leur choix et de leur digestion.

Cependant, lorsque la nourrice est une femme de la campagne, transplantée à la ville dans une maison opulente, où un zèle irréfléchi la bourre de viandes et de mets recherchés, la sollicite avec des vins fins, toutes choses auxquelles cette femme n'était point accoutumée, il y a un danger manifeste dans un pareil changement de système.

Une paysanne, élevée dans la simplicité et la sobriété des populations rurales, étrangère jusque-là à tout raffinement gastronomique, qui ne mangeait que pour calmer son appétit, qui ne buvait que pour étancher sa soif ; cette paysanne, cédant aux sollicitations qui l'environnent, entraînée d'ailleurs par des instincts de gourmandise que l'on développe imprudemment chez elle, ne peut pas digérer des aliments si nouveaux. On lui impose une véritable

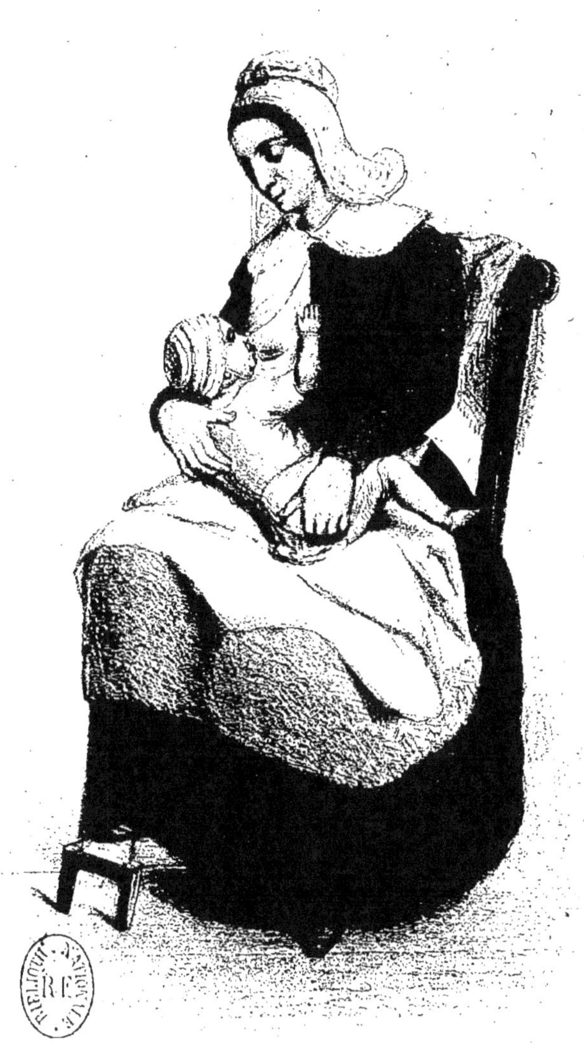

LA NOURRICE ALLAITANT L'ENFANT.

torture qui se renouvelle plusieurs fois par jour, et dont le nourrisson ressent de suite les conséquences.

Cet inconvénient n'est point à redouter avec la mère qu'une éducation éclairée garantit contre de semblables excès; toutefois, il est un autre péril qu'il faut éviter, nous voulons parler des efforts que des mères qui nourrissent leurs enfants font pour manger beaucoup, et cela dans l'espoir d'augmenter le volume et la qualité de leur lait. Bien loin d'atteindre le but si ardemment désiré, elles s'en éloignent, car le titre de nourrice n'a changé ni l'état de leur santé, ni la capacité de leur estomac.

On nous objectera néanmoins qu'elles doivent manger davantage pour subvenir aux besoins d'une double existence. Sans doute il le faut ; mais sans excès, en renouvelant plus fréquemment les repas, ou bien en choisissant les substances les plus alibiles sous le moindre volume, et surtout en évitant tout ce qui peut retarder ou troubler la digestion.

Ainsi beaucoup de nourrices ont la mauvaise habitude de mettre l'enfant au sein pendant qu'elles mangent, c'est une erreur à éviter ; car de cette manière le meilleur repas devient funeste à la nourrice et à l'enfant.

Ne faut-il pas donner aux aliments le temps de se transformer en lait ; et les conseils que nous avons formulés pour le sommeil ne s'appliquent-ils pas également à l'alimentation ?

5.

Quant au choix des mets et aux heures de repas, c'est le médecin qui doit les régler d'après la connaissance approfondie du tempérament de la nourrice et d'après l'examen de l'enfant. Nous réclamons pour ce soin son indispensable concours, en nous bornant à recommander d'éviter les crudités, fruits et salades, les acides, les vins et liqueurs alcooliques, les mets échauffants, etc. Nous désignerons spécialement dans cette exclusion les fruits à parenchyme épais, les choux, les épinards, l'ail, les oignons, les porréaux, les harengs, la morue, la moutarde, le vinaigre, la viande de porc salée, etc.

Du reste, comme le régime de la nourrice exige une surveillance incessante, et qu'il est souvent difficile de connaitre la vérité que des femmes mercenaires s'efforcent de cacher, on placera auprès de leur chambre une chaise percée, afin que les matières fécales puissent révéler au médecin des indices dont il tirera parti. Cette petite précaution atteint d'autant mieux le résultat poursuivi, que la nourrice n'en soupçonne pas le motif.

On doit prescrice à la nourrice (si c'est une femme mercenaire) la plus grande propreté sur sa personne et dans sa chambre. Quant à l'état de propreté scrupuleuse dans lequel elle doit entretenir l'enfant qui lui est confié, nous n'en parlons pas; c'est une chose qui se devine d'autant mieux, que nous avons recommandé de ne choisir qu'une nourrice soigneuse, in-

telligente, dévouée. Cette femme changera fréquemment de bas, de chaussure, de linge, de jupons, de
robe, car le lait imprégné dans les vêtements dégage
une odeur acide, désagréable.

Sans exiger de la nourrice un travail pénible ou
au-dessus de ses forces, il est bon qu'elle s'occupe
un peu, qu'elle déploie quelque activité ; autrement
un repos absolu, succédant tout à coup à l'existence
laborieuse qu'elle menait auparavant, pourrait lui
devenir nuisible. Le séjour constant dans un appartement à une température élevée, le défaut de
promenade et d'air libre et pur, de trop longues
stations sur un fauteuil bien rembourré, la présence
continuelle des parents la tenant dans un état de
gène physique et de contrainte morale, sont encore
des inconvénients à éviter.

Le contentement, la gaieté d'une nourrice sont
presque aussi nécessaires que son sommeil nocturne
et un bon système d'alimentation au bien-être du
nourrisson ; il faut donc ne pas détruire ce contentement, cette gaieté, bien plus importants qu'on ne
le pense.

Enfin, on recommandera aux nourrices de n'employer que de l'eau tiède pour leurs ablutions, de
bien soigner leur chevelure sous le rapport de la
propreté, de laver leurs dents, afin d'entretenir la
pureté de la bouche et la fraicheur de l'haleine, de se
livrer à un travail modéré, et de faire, par les jours

de beau temps, une promenade au grand air, avec l'enfant qu'elles allaitent.

La distraction leur est indispensable. On leur permettra donc de voir leur famille, tout en les surveillant dans leurs relations, mais sans espionnage, sans les jeter dans un état de dissimulation, et encore moins d'hostilité ouverte.

La nourrice, chez les peuples anciens, faisait partie de la famille : ce qui se voit encore de nos jours en Grèce et dans plusieurs contrées de l'Orient. Sa mission ne finit pas avec le terme de l'allaitement, elle reste ordinairement dans la famille qui l'a appelée; c'est une seconde mère qui vieillit auprès de son nourrisson, entourée qu'elle est de soins et d'égards.

Aussi tous les écrivains de l'antiquité et tous les voyageurs qui, de nos jours, ont visité l'Orient, s'accordent à peindre la nourrice avec les couleurs les plus intéressantes. La confiance et l'affection engendrent le dévouement.

Nous nous estimerions heureux de contribuer par ces réflexions à relever à leurs yeux et aux yeux de la société des femmes qui y remplissent cette utile mission, et qui, nous devons le dire, pour l'honneur de la nature humaine, s'attachent presque toujours par le cœur à l'enfant qu'elles avaient d'abord allaité par intérêt.

DU RÉGIME DE L'ENFANT.

Il est difficile de formuler une règle générale et invariable pour le régime de tous les enfants. Leur mode d'alimentation est nécessairement subordonné à leurs forces respectives, à la bonté et à la quantité du lait de la nourrice, à des détails que l'observation seule peut révéler, et qui doivent être soumis à l'appréciation du médecin.

Néanmoins, nous croyons pouvoir poser en principe que les rations de lait, d'abord plus fréquentes pour le nouveau-né, peuvent être séparées par un plus long intervalle de temps au fur et à mesure qu'il avance dans la vie. Une heure et demie sera, comme nous l'avons déjà dit, le terme le plus rapproché pour le mettre au sein, et trois heures le terme le plus long, en respectant toujours son sommeil. Voilà pour le jour; mais, la nuit, il conviendrait de l'accoutumer à ne téter qu'à deux ou trois reprises différentes ; ce serait avantageux pour le nourrisson et pour la nourrice.

Quant à la quantité de lait que l'enfant doit prendre, c'est la nature de ses forces et la mesure de ses besoins qui serviront de régulateur. Toutes les fois qu'il n'y a pas de vomissements, que les selles ne sont ni aigres, ni verdâtres, ni trop fréquentes, on peut en conclure qu'il n'y a pas d'excès ni de satiété, et que tout le lait pris se digérera. Des cris aigus, le ventre ballonné, des mouvements violents dans les jambes, la face grippée : voilà des indices d'une mauvaise digestion, et même d'une irritation dans le tube intestinal.

Pendant les quatre premiers mois qui suivent sa naissance, l'enfant n'aura pour aliment exclusif que le lait de sa nourrice.

Lorsqu'on commencera à lui donner un autre aliment, ce sera d'abord avec beaucoup de précautions, il faut s'abstenir de bouillies composées de farine de froment et de lait de vache. Cette bouillie indigeste cause des irritations dans le tube digestif, et quelquefois des diarrhées, quand l'inflammation se propage jusqu'au gros intestin.

Il vaut mieux employer un biscotin que l'on met dans un vase de terre réservé pour cet usage. On y ajoute de l'eau, et une fois le biscotin bien imbibé, on fait bouillir le tout jusqu'à parfaite consistance de panade, en y ajoutant une quantité suffisante de sucre blanc pour que l'enfant mange avec plaisir cette panade tiède. On lui en donnera deux fois par jour, le matin et de midi à deux heures, en supprimant chaque fois une ration de lait. On doit empêcher les nourrices de mettre cette panade dans leur bouche, comme elles le font trop souvent, pour en apprécier le degré de chaleur avant de la donner à l'enfant. La propreté et l'hygiène condamnent également cet usage que nous ne savons comment qualifier.

La panade ne doit pas être mangée le soir; enfin, un quart d'heure après ce repas, on donnera à l'enfant quelques cuillerées à café d'eau légèrement sucrée, dans le but de faciliter le travail de la digestion.

La propreté la plus rigoureuse, des soins continuels, une prévoyance incessante, une douceur qui ne se dément jamais, et en même temps une fermeté guidée par la raison : autant de recommandations à adresser à la nourrice ou à la mère qui remplit cet office.

Il est à propos d'accoutumer dès le premier âge les enfants à prendre deux bains par semaine, en ne les laissant dans l'eau convenablement chauffée que six à huit minutes. Inutile de revenir sur les précautions à observer pendant le bain, et quand l'enfant en sort; nous rappellerons seulement ce que nous avons dit touchant la température, que l'on doit maintenir dans la chambre à 15 degrés Réaumur; les portes et les fenêtres seront closes avec soin, même en été, de peur de l'air extérieur; car, à la suite de la réaction causée par le bain, les enfants sont beaucoup plus impressionnables.

DU LAIT, DE SES QUALITÉS, DE SES ALTÉRATIONS.

Nous avons déjà dit que le lait de la nourrice n'acquiert ses qualités physiologiques qu'après que l'enfant a pris le sein plusieurs fois, et lorsque a eu lieu la disparition de la substance épaisse et des éléments étrangers qui le constituaient d'abord à l'état de colostrum. Quand le lait a perdu sa consistance visqueuse et sa teinte jaunâtre pour devenir fluide et d'un blanc mat, c'est-à-dire quand le colostrum a fait place au lait proprement dit, l'œil nu n'y distingue rien de particulier; mais en l'examinant au microscope, on y aperçoit quelques corps granuleux, vestiges du colostrum parmi les globules laiteux nageant dans le fluide. Ces corps granuleux disparaissent ordinairement six à huit jours après la délivrance. Quelquefois pourtant, ils persistent plus longtemps, deux et même trois semaines, chez des nourrices qui en sont à leur premier allaitement; mais ces corps granuleux ne nuisent point aux qualités du lait.

Cependant, comme l'a judicieusement remarqué M. le docteur Al. Donné, l'existence de ces corps granuleux se prolongeant chez certaines nourrices après le terme que nous avons indiqué, on doit y reconnaître un fait morbide, ou du moins un vice dans la sécrétion. L'état de maladie de la nourrice détermine presque toujours un engorgement de la glande mammaire, à la suite duquel se manifestent ces corps granuleux qui avaient disparu depuis longtemps.

L'enfant devient aussitôt *chétif et malingre,* et il a été constaté que l'altération du lait par le mélange prolongé du colostrum entraîne le dépérissement de l'enfant.

On doit également surveiller les dangers que cause la présence du sang dans le lait : toutes les fois que le nourrisson avale une certaine quantité de sang venant des bouts de sein, il en résulte une indigestion.

Mais la plus grave altération du lait est produite par le mélange du pus qui s'échappe d'un abcès à un des seins ou au tissu de la glande, et que cet abcès arrive à la suppuration. Le pus peut aussi s'écouler par les orifices du mamelon, et il est facile de le distinguer du lait avec lequel il n'adhère pas d'une manière intime; des stries jaunâtres ou verdâtres ne permettent pas de le confondre avec le lait.

Néanmoins, comme les abcès profonds du sein ne sont pas faciles à constater dès leur origine, qu'ils peuvent se trouver sans relation avec les canaux lactifères, il faut, en cas de doute, recourir à l'analyse microscopique. Selon la judicieuse observation de M. le docteur Donné, il n'y a que ce moyen qui permette de s'assurer positivement de la présence d'une petite portion de pus dans un lait auquel ce produit morbide est intimement mélangé.

Dès que le microscope ne laissera plus de doute sur de semblables altérations, il faut écarter l'enfant du sein de sa nourrice; la précaution commande la même mesure aussitôt que l'on aperçoit une inflammation et un engorgement du sein.

Les gerçures et crevasses du mamelon ne sont pas aussi sans relations avec la sécrétion et les qualités du lait; indépendamment de la douleur qu'elles causent à la nourrice, elles offrent des inconvénients pour le nourrisson. Presque toujours le lait des femmes affectées de ces crevasses et gerçures est pauvre, peu abondant et mêlé de mucosités. Les efforts de succion de l'enfant contribuent certainement à ces gerçures et crevasses; mais c'est une conséquence même de la difficulté qu'éprouve l'enfant à trouver l'aliment dont il a besoin. Aussi le voit-on dépérir, pendant que sa nourrice (mère ou femme étrangère) souffre cruellement. Nous le répétons : en pareil cas, il faut prendre une autre nourrice et ne pas s'obstiner contre les faits.

RUSES ET FRAUDES DES NOURRICES.

Il serait bien difficile d'énumérer toutes les ruses, toutes les fraudes des nourrices qui, une fois admises dans une maison opulente, craignent d'en sortir faute de lait, ou pour quelque grave motif de reproche de la part des parents.

Le manque d'éducation et d'instruction, qui malheureusement existe dans les classes populaires, ne contribue que trop à développer cet esprit de ruse ou plutôt de lutte contre les rangs élevés de la société.

Loin de nous la pensée de calomnier des classes entières, de les envelopper dans une espèce de réprobation; nous constatons seulement des faits que la plupart des médecins ont observés dans le cours de leur carrière. Cette femme qui se ferait un scrupule de commettre la moindre action, nous ne dirons pas coupable, mais seulement indélicate, n'a plus les mêmes appréhensions dès qu'il s'agit d'un enfant qu'elle doit allaiter. Elle ne se dit pas : je puis compromettre la santé de cet enfant, troubler le cours de son existence entière, manquer en un mot à la confiance qu'une famille met en moi.

L'ignorance où se trouve cette femme, touchant

les conséquences de sa conduite, la rassure : elle s'atachera même au nourrisson auquel elle est si funeste, elle lui prodiguera des soins, des caresses; mais l'essentiel, la santé, que rien ne remplace, elle ne s'en occupe pas.

Tel est aussi le motif pour lequel nous avons insisté sur l'enquête morale à laquelle on doit se livrer avant de choisir une nourrice. Cette franchise, cette droiture qui répugnent au moindre mensonge, à toute espèce de dissimulation : voilà ce que nous voudrions rencontrer chez des femmes, revêtues, pendant une époque aussi importante de la vie d'un enfant, du titre et des devoirs de seconde mère. C'est dans le cœur, c'est au fond de l'âme qu'il faudrait pouvoir lire au moment où l'on prend une décision aussi grave. La perspicacité de l'observateur moraliste doit ici égaler la prudence du médecin investigateur.

Malheureusement des intermédiaires, habiles à tromper, s'interposent entre la famille qui cherche une nourrice et la femme de la campagne qui se présente pour remplir ces fonctions; ils vont chercher cette femme à une distance plus ou moins grande, et ils sont les premiers à lui enseigner le mensonge, la dissimulation. Pendant qu'ils s'efforcent de rassurer les familles, d'endormir une vigilance bien légitime, ils familiarisent des femmes crédules et ignorantes avec des pratiques condamnables qu'elles n'eussent jamais adoptées sans l'influence dangereuse qui pèse sur elles.

D'un autre côté, un esprit d'économie mal entendu vient à l'appui de toutes ces machinations, et les parents négligent de faire faire un voyage par leur médecin, chargé d'aller constater sur les lieux l'état de la nourrice, la santé de ses parents, ses habitudes, ses relations, son passé.

Au domestique on demande un livret; et la loi a sagement prévu cette garantie qui permet ainsi de suivre jour par jour la carrière d'un palefrenier qui panse des chevaux, d'une servante qui balaye les escaliers et les appartements. Le livret révélateur est là avec ses attestations, ses observations, ses lacunes. Aucune précaution de ce genre n'est prise avec les nourrices. Pourtant il s'agit d'un enfant qui entre dans la vie, et dans un âge aussi tendre on le livre quelquefois à sa plus implacable ennemie. Tortures physiques et morales, malpropreté, mauvais traitements, germe empoisonné pour le corps, habitudes déplorables sous le rapport du caractère : que de dangers à la fois!

Avant de formuler quelques idées sur la création, à Bruxelles, d'un bureau officiel de nourrices, dans le genre de celui qui existe à Paris, nous raconterons d'abord une ruse de nourrice, et cette citation pourra tenir en éveil la surveillance des familles.

Une nourrice jolie et coquette, qui tenait à ne pas

s'éveiller la nuit, afin de conserver sa fraîcheur et sa beauté, avait imaginé de tromper l'appétit de l'enfant confié à ses soins, en formant ce que l'on appelle vulgairement des *sucettes*. Ce sont des espèces de poupées faites avec un morceau de linge très-fin, dans lequel on place un morceau de pain imbibé de lait sucré. Un fil plusieurs fois replié comprime cette poupée qui est de la grosseur du doigt, et que la nourrice applatit avant de la mettre à la bouche de l'enfant, lequel s'empresse de sucer, croyant tenir le mamelon.

Une tasse de lait sucré sert à humecter cette *sucette* au fur et à mesure qu'elle se dessèche sous les lèvres du malheureux enfant qui trompe son appétit au détriment de sa santé.

Qu'une domestique dévouée, ou même que la mère viennent furtivement dans la chambre de la nourrice, en entendant le bruit de la succion à laquelle se livre l'enfant, elles croient qu'il tète, et se retirent parfaitement rassurées. Cependant le nourrisson dépérit; il s'irrite, il crie, il pleure, il devient malade, et tout le mal provient de cette coupable supercherie de la nourrice.

Ce n'est point une invention à plaisir que nous reproduisons ici; c'est un fait qui s'est passé sous nos yeux; et on a trouvé dans la paillasse de la jolie nourrice dont nous parlons, vingt-deux *sucettes* qui avaient été ainsi employées pendant un pareil nombre de nuits.

Ajoutons qu'indépendamment de cette supercherie si dangereuse, la nourrice, pour la pratiquer et dormir tranquillement, met l'enfant dans son lit, l'accable en hiver sous le poids des couvertures, et risque même de le blesser ou de l'écraser dans un mouvement brusque pendant son sommeil.

D'UN BUREAU OFFICIEL DE NOURRICES A CRÉER A BRUXELLES.

Par les quelques mots contenus dans le chapitre précédent, on a pu apprécier les inconvénients que présentent des intermédiaires sans responsabilité, sans instruction technique, sans garanties, qui se mêlent de procurer des nourrices.

Le silence de la loi et le manque absolu de toute espèce d'intervention administrative dans une matière aussi importante achèvent de livrer les familles et les nourrices elles-mêmes à la rapacité, aux intrigues, aux machinations d'agents qui peuvent causer des malheurs bien grands dans la société.

Pour mettre un terme à de pareils abus, nous demandons que l'administration supplée au silence de la législation, et que le système des livrets exigés pour les domestiques soit imposé aux nourrices mercenaires; seulement, le livret spécial de la nourrice sera revêtu du visa d'un docteur en médecine, chargé de procéder d'office à la visite.

Que l'on ne dise pas qu'il y a là une mesure arbitraire, un attentat à la liberté individuelle. La santé, l'existence des générations naissantes se trouvent ici en question, et l'autorité est tenue d'intervenir : c'est son droit et son devoir.

Pour la construction d'une usine où s'exerce une industrie réputée insalubre, on est soumis à une enquête *de commodo et incommodo;* le droit illimité de propriété, ce droit *d'user et d'abuser*, selon la vieille définition de la jurisprudence romaine, s'arrête et cède devant des raisons de convenance.

De même, la loi interdit la vente des substances vénéneuses; et le pharmacien, malgré le diplôme dont il est investi, doit compte à l'autorité des parcelles de ces substances qu'il ne peut vendre qu'en vertu d'une ordonnance d'un médecin exerçant légalement l'art de guérir; cette ordonnance, le pharmacien doit la représenter à la première réquisition du magistrat.

Il y a plus : nul ne peut vendre des remèdes secrets, quelque efficaces qu'ils soient, sans les avoir préalablement soumis à l'approbation de la commission médicale de la province; et c'est en présence de pareilles restrictions apportées à la liberté individuelle qu'il est permis à des nourrices *d'empoisonner impunément* un enfant que rien ne protége contre un semblable danger.

Espérons que nos réclamations seront entendues, et que nos législateurs et nos magistrats, qui ont rendu la vaccine obligatoire, afin de préserver les générations successives du fléau de la petite vérole, useront de leur autorité tutélaire pour tout ce qui concerne les nourrices.

Rien de plus facile que de trouver dans l'institution de bureaux officiels de nourrices, établis dans nos grandes villes, un revenu qui non-seulement pourvoirait aux dépenses de ce dispensaire de création nouvelle, mais encore des moyens de venir en aide aux mères indigentes qui, faute de lait ou par suite des travaux continuels qui leur sont imposés, ne peuvent pas allaiter leurs enfants.

L'hygiène, la morale, la bienfaisance concourent donc en faveur de l'institution dont nous réclamons l'établissement.

Du reste, on sait qu'il existe à Paris un *bureau de nourrices*, rue Ste-Apolline, lequel est fondé, entretenu, géré par l'administration et qui ressortit au conseil général des hospices. Ce bureau a pour but de procurer des nourrices aux familles ; à cet effet, les employés de l'administration recherchent des nourrices dans un rayon de 20 à 30 lieues autour de la capitale de la France ; des surveillantes sont chargées de conduire ces nourrices au siége de l'institution, où on vient traiter avec elles pour un allaitement à domicile, ou bien pour leur confier un enfant qu'elles emportent chez elles.

Ces nourrices ont d'abord subi la visite du médecin de l'administration, qui leur examine la tête, la bouche, les seins; il inspecte aussi leur enfant, qu'elles cessent de nourrir pour prendre un enfant étranger. Outre cela, la direction exige des certificats attestant l'âge de la nourrice et de son enfant, la moralité de cette femme; un registre d'inscription est ouvert, le nom de la nourrice y figure; et si elle emporte un enfant, l'administration charge un médecin de veiller sur le nourrisson, de l'inspecter, de sorte que les familles sont informées régulièrement de l'état de leur enfant.

C'est l'administration qui transmet mensuellement à qui de droit le prix de l'allaitement, lequel est débattu et fixé entre les familles et les nourrices; pour indemnité de son concours, le bureau ne perçoit qu'une rétribution très-modique; ainsi pour une dépense insignifiante on trouve la meilleure des garanties.

Malheureusement, comme l'a fort bien remarqué M. le docteur Donné, « le public s'est peu à peu habitué à considérer la direction générale des nourrices, dépendant de l'administration des hospices, comme un établissement élevé au profit des familles pauvres, plutôt que comme une institution destinée

à la bourgeoisie, au commerce, à toute cette partie
de la population enfin, qui, étant dans l'aisance, n'a
cependant pas le loisir d'aller chercher elle-même
des nourrices à la campagne, d'y surveiller ses enfants, de faire ce que font les personnes riches, libres
de leur temps et de leur volonté. Il en est résulté
que, par amour-propre de position sociale, le bureau
Ste-Apolline a été abandonné aux classes pauvres
et délaissé par les classes riches; et par une conséquence nécessaire, on n'a bientôt plus trouvé dans
cet établissement que des nourrices médiocres, qui
ne pouvaient pas espérer de se placer avantageusement dans de bonnes maisons. Puis est arrivée
l'industrie particulière qui n'a pas tardé à élever une
redoutable concurrence contre l'institution de l'administration, concurrence qui s'étend et s'agrandit
chaque jour, sous laquelle succombe la direction, à
tel point que de cinq à six mille nourrices qu'elle
fournissait jadis, elle n'en place plus maintenant que
douze à quinze cents par année; et sur ce nombre,
à peine y a-t-il quelques nourrices *sur lieu* (celles
que l'on prend chez soi). »

Les réflexions de M. le docteur Donné ont d'autant plus de poids que, pendant qu'il rédigeait l'ouvrage auquel nous empruntons cette citation, il fut
chargé par M. le ministre de l'intérieur de France
et M. le préfet de police de Paris, de faire une inspection médicale de tous les bureaux particuliers

de nourrices existant dans cette grande cité, et de présenter un rapport sur leur situation, sur les moyens de surveillance à leur appliquer, en un mot sur le plan général à adopter pour améliorer ce service. Il constata les plus graves abus, de véritables crimes devant lesquels recule, nous n'en doutons pas, la probité belge. Et M. le docteur Donné dit textuellement :

« Le mal est tel, il est si palpable ; la plupart des bureaux particuliers de nourrices font un contraste si repoussant au centre de Paris, qu'il est impossible que l'on tarde encore longtemps à y apporter remède ; il suffit que l'opinion soit éclairée, qu'un pareil état de choses soit sérieusement signalé à l'attention et au zèle des magistrats chargés de veiller aux intérêts de la santé publique, pour qu'une réforme soit promptement entreprise. »

Paris a devancé Bruxelles pour l'établissement d'un bureau officiel des nourrices ; il serait bien que la capitale de la Belgique, en s'inspirant de l'exemple de l'institution française, l'améliorât de manière à lui assurer la confiance de toutes les familles, sans distinction de rang et de fortune.

Nous ne doutons pas à cet égard, du zèle et des sentiments des magistrats de Bruxelles ; ils ont déjà montré leur touchante sollicitude pour le premier âge de la vie, en dispensant les nouveau-nés d'être transportés à l'hôtel de ville pour leur inscription aux registres de l'état civil; que ces magistrats éclairés complètent cette mesure d'humanité, en fondant un bureau officiel des nourrices, et en provoquant, de la part des Chambres, une loi de salut comme pour la vaccine.

CHAPITRE VII.

SUITE DES PRÉCAUTIONS A PRENDRE AVEC LES NOURRICES QUI RÉSIDENT A LA CAMPAGNE.

Quand la nourrice est installée dans la maison, et sous les yeux des parents qui lui ont confié leur enfant, la surveillance est facile à exercer; mais il n'en est pas de même des nourrices qui résident à la campagne, et cela à une distance plus ou moins grande de la famille avec laquelle elles ont traité.

En pareille circonstance, il n'y a que la moralité bien connue de la nourrice et de ceux dont elle est entourée, qui puisse donner quelque sécurité. Nous ne voulons pas affliger les mères de famille par le tableau des malheurs qui ont eu lieu dans ce cas; nous ne nous appesantirons point sur des détails trop souvent répétés; nous préférons éveiller une sage défiance et provoquer de la part des parents, d'abord une enquête minutieuse, puis de fréquentes excursions qui leur permettent de juger par eux-mêmes de l'état de leur enfant.

Ces excursions, qui constituent un devoir de famille, doivent aussi être faites par le médecin, dont l'opinion et l'examen ont ici tant de poids.

Il importe d'arriver à l'improviste, à différentes heures du jour ou de la soirée, pour que l'on sache à quoi s'en tenir sur le régime de l'enfant, sur les habitudes de la nourrice, sur la propreté de l'enfant, sur mille détails intérieurs qui se révèlent dans toute leur nudité, et dont on peut tirer des inductions positives.

Quand on n'aurait d'autre avantage que celui d'éveiller constamment la vigilance de la nourrice et des siens, on obtiendrait déjà un excellent résultat, qui devient à la longue une habitude.

Nous ne voulons pas inquiéter ni effrayer sur le sort des enfants placés ainsi à la campagne, loin de l'œil maternel ; mais la fréquence des accidents, l'abandon dans lequel on laisse trop souvent ces pauvres créatures, tandis que la nourrice se livre au travail des champs, la malpropreté, le manque de soins exigent une surveillance rigoureuse.

Au besoin, on peut l'exercer sans de fréquents déplacements ; pour cela il suffit de s'adresser au curé de la commune, ou à quelque personne notable des environs, qui peuvent remplacer les parents.

Du reste, tout ceci est subordonné à l'état de l'enfant. Du moment qu'il a le bonheur d'être dans une famille d'honnêtes gens, et que là il prospère, on a la meilleure des garanties. On voit vite qu'il est confié à une excellente nourrice. La santé florissante du nourrisson est un *thermomètre*, pour ainsi dire, infaillible.

Nous avons déjà condamné l'usage des liqueurs alcooliques et l'excès des boissons fermentées, comme funestes à la nourrice; pour l'enfant c'est un véritable poison. Nous repousserons également l'emploi de tous les breuvages opiacés, dont on use dans certains pays pour provoquer le sommeil de l'enfant. Rien de plus dangereux que ces breuvages qui nuisent également au physique et au moral. Le sommeil forcé, l'espèce d'ivresse qu'ils provoquent, dans un âge aussi tendre, nuisent au développement de l'intelligence, et beaucoup de cas d'idiotisme proviennent de ce déplorable usage. Nous nous élèverons aussi contre l'emploi de toutes les boissons fermentées qui peuvent développer chez l'enfant une funeste altération des facultés intellectuelles. Les exemples ne se reproduisent que trop souvent à cet égard.

Règle générale : dans les six premiers mois, il faut n'employer que le lait de la nourrice; et après six mois, il importe de n'user qu'avec beaucoup de précaution des panades que nous avons indiquées, page 58, deux par jour tout au plus.

Nous insisterons encore une fois sur quelques recommandations que nous avons déjà faites, mais qu'il importe de renouveler, car presque toujours les nourrices mercenaires y manquent. Il faut leur défendre de mettre le nourrisson dans leur lit, où, avec le sommeil profond qui est particulier aux femmes de la campagne, des accidents pourraient arriver à la suite d'un mouvement brusque. Rien de plus mauvais encore que de bercer l'enfant sur les genoux de la nourrice, balançant fortement la chaise qui lui sert de siége.

Les mères doivent aussi ne pas se servir de berceaux non suspendus, dans lesquels on secoue le pauvre enfant à grand renfort de bras, dans l'espoir de provoquer le sommeil par une espèce d'engourdissement, et cela au risque de déterminer des congestions cérébrales.

Ces habitudes invétérées sont aussi difficiles à combattre qu'à supprimer ; nous le savons. Beaucoup de nourrices répondent en pareil cas aux observations du médecin : « J'ai été bercée de cette manière, et je me porte admirablement ; j'ai suivi le même système avec mes enfants que voilà rayonnants de santé, pourquoi n'en ferais-je pas autant avec mon nourrisson ? »

Il serait facile de répondre à ces objections qui ne constituent que d'heureuses exceptions. Les tables de mortalité du premier âge de la vie sont là pour nous apprendre combien d'enfants sont moissonnés avant d'avoir accompli le cercle de leur première année. M. le docteur Richard (de Nancy) dit que l'on évalue en France, d'après des calculs certains, les naissances annuelles à un million; et douze mois à peine sont écoulés que déjà deux cent cinquante mille enfants ont succombé.

Si les premières maladies contribuent à cette ample moisson de mort, les nourrices y concourent aussi pour une large part.

ÉPOQUES OU MENSTRUATION. GROSSESSE DE LA NOURRICE.

Il arrive bien souvent que le retour des menstrues, en se manifestant chez une nourrice, détermine une altération sensible dans la nature et même dans l'aspect du lait. On voit de bonnes nourrices sujettes à cet inconvénient; mais du moment que le médecin ne signale aucune conséquence fâcheuse chez le nourrisson, et que réellement ce dernier ne change pas, il n'est pas urgent de prendre une autre nourrice.

Nous ferons observer que ces retours des menstrues sont, pour ainsi dire, facilités chez les nourrices transplantées de la campagne à la ville, par une nourriture trop substantielle et par l'excès du repos :

double circonstance qui tranche avec leur manière de vivre antérieure. Un peu d'activité, de fréquentes promenades, et une nourriture moins succulente peuvent être employés avec succès.

Toutefois, la menstruation est généralement signalée comme exerçant une influence délétère sur le nourrisson. M. le docteur L'héritier cite deux enfants, parfaitement sains, qui, après avoir sucé un semblable lait, devinrent hydropiques. Il est certain que le moindre inconvénient du lait des nourrices réglées consiste à rendre les enfants pâles, malingres, et à leur occasioner de violentes coliques. Notre compatriote, le docteur d'Outrepont, dont les travaux sur les accouchements et les maladies des enfants ont acquis une célébrité méritée, signale un fait de ce genre; il fut le premier à en indiquer la cause. Pendant la menstruation, le lait prend toutes les propriétés du colostrum.

Nous ne terminerons pas ces considérations sans éveiller la sollicitude des familles sur le danger de laisser un enfant aux mains d'une nourrice qui devient enceinte pendant l'allaitement. On sait que, durant les premiers mois, les signes rationnels de la grossesse sont assez difficiles à interpréter avec certitude : la nourrice elle-même peut donc ignorer son état; et dans son ignorance, elle compromet l'existence de son nourrisson.

D'un autre côté, si elle connaît son état, ira-t-elle

l'avouer, et tarir ainsi la source du bénéfice que lui procure son lait? Ne cherchera-t-elle pas à cacher sa véritable situation, afin de garder l'enfant qui lui est confié? Il n'y a que le dépérissement du nourrisson qui puisse servir d'indice; dans ce cas, les parents, dès qu'ils s'en aperçoivent, consulteront leur médecin, qui à son tour examinera la nourrice et saura bien découvrir la vérité. Il ne faut pas ici de transactions, dont on se repentirait trop tard ; il importe d'arrêter le mal à sa racine, et de remplacer immédiatement la nourrice qui ne convient plus à sa mission.

La même interdiction s'étend naturellement à la mère qui devient grosse pendant qu'elle allaite son enfant. Nous le répétons: une concession à cet égard serait bien dangereuse; elle pourrait nuire à trois existences, mais infailliblement le nourrisson en est la première victime.

ACTION DE L'AIR ET DE LA LUMIÈRE.
USAGE DES BAINS.

Nous avons déjà recommandé de maintenir la chambre où réside le nouveau-né à une température égale et douce qui convienne à de jeunes organes; mais au fur et à mesure que les jours s'écoulent, et

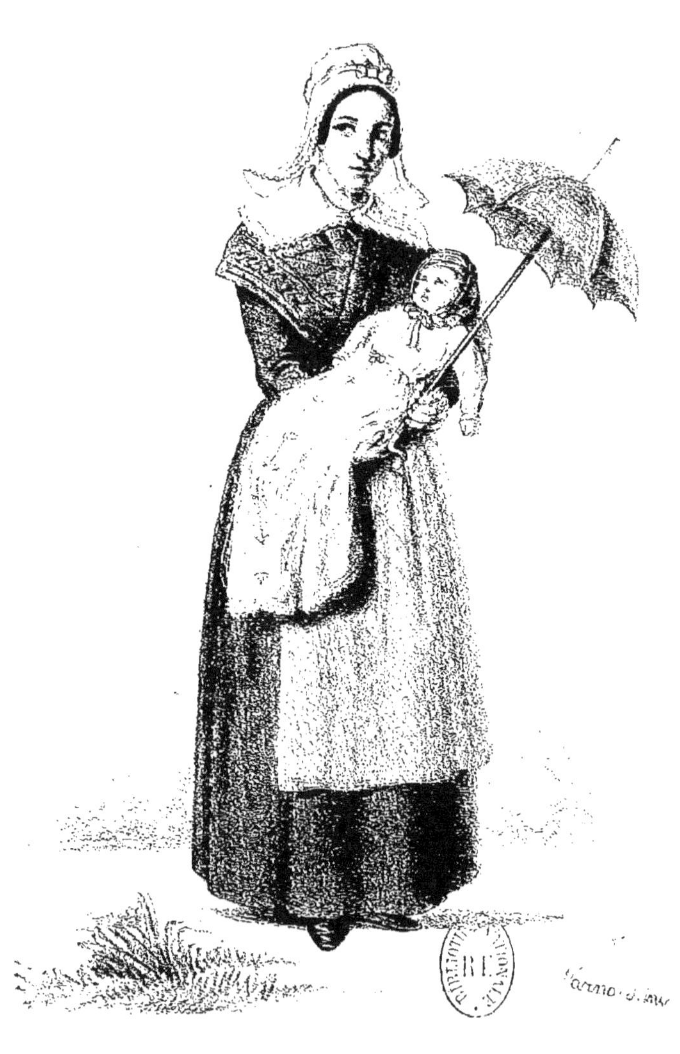

LA BONNE ...

que l'enfant prend des forces, il faut l'accoutumer
à la bienfaisante influence de la lumière et de l'air
extérieur.

Excepté quelques rares sujets qui, par la faiblesse
de leur constitution, exigent des précautions inces-
santes, le grand air et le soleil sont deux puissants
moyens hygiéniques auxquels on doit avoir recours.
Sans cela, l'enfant, que l'on prive de leurs bienfaits,
ressemble à ces plantes élevées en serre-chaude, qui
ne réunissent jamais l'odeur, la saveur, l'éclat des
plantes qui prospèrent librement sous les rayons du
soleil, au contact de l'air ambiant, à l'influence
de la pluie et de la rosée.

L'action du soleil est tellement salutaire pour
la peau, qu'on peut s'en faire une démonstration
matérielle en plaçant un enfant élevé dans nos
grandes villes à l'ombre, au milieu des précautions
les plus minutieuses, en face d'un enfant qui se développe à la campagne, même dans une humble
chaumière. La fraîcheur et la bonne coloration de
ce dernier contrastent d'une manière frappante avec
le teint pâle du premier, qui pourtant se trouve en-
vironné de toutes les ressources du *comfort,* tandis
que la misère et les privations sont trop souvent le
partage de l'enfant du campagnard, commençant de
bonne heure sa rude expérience de la vie. Cette
bonne coloration, cette fraîcheur, cette fleur de
santé proviennent à la fois de l'air qui modifie le

sang dans l'acte respiratoire et de la stimulation qu'exercent les rayons solaires.

Aussi de fréquentes promenades sont de rigueur; il n'y a que l'intensité du froid ou une indisposition de l'enfant qui doivent en interrompre le cours, et on les reprendra dès que le médecin l'aura prescrit.

Après l'action de l'air et de la lumière, après les soins de propreté que nous ne saurions trop recommander, il est un usage d'une haute importance, mais qu'il ne faut appliquer que d'après l'ordonnance du médecin. Nous voulons parler des bains, qui, plus actifs encore que les lotions et d'un effet plus général, enlèvent les divers éléments que la perspiration laisse sur la peau, et qui, en obstruant les pores, risquent de causer une irritation dont l'économie entière peut se ressentir.

N'oublions pas d'ailleurs que, dans le premier âge de la vie, aux obstructions des pores, provenant de la perspiration, viennent se joindre les fréquentes excrétions, urines et matières fécales, dont, malgré les plus grands soins, il reste toujours quelques vestiges. D'ailleurs, chez tous les nouveau-nés, la peau se couvre d'une crasse qui exhale nne odeur aigre, particulière à l'enfance.

Les bains, nous le répétons, sont le meilleur moyen d'obvier à cet inconvénient, et par conséquent de prévenir les maladies de la peau, ou du moins d'en diminuer la gravité et le danger.

Ces bains doivent être administrés à la température de 24 à 25 degrés Réaumur, avec de l'eau de pluie, laquelle a subi une espèce de distillation en passant à travers les nuages; enfin, pour que le bain produise un effet émollient, on fait dissoudre dans un litre d'eau froide six onces d'amidon. Dès que cet amidon est bien délayé, on le jette dans le bain, en ayant soin de l'agiter de manière qu'il se répande dans tous les sens.

L'enfant ne restera dans l'eau, avec les précautions que nous avons indiquées (p. 30) que huit à dix minutes. Au sortir du bain, on l'enveloppera dans un linge fin, chauffé avec soin; et surtout on n'administrera le bain qu'à une certaine distance du dernier repas, quand la digestion est terminée, et quand la peau n'est pas dans un état de transpiration. Enfin, le moment le plus favorable pour le bain est la soirée, parce qu'il dispose l'enfant à un sommeil plus tranquille, but vers lequel doivent tendre tous les efforts : car il est dangereux d'exciter un enfant lorsque l'approche de la nuit amène pour lui l'heure du repos.

Nous réservant de traiter dans un chapitre spécial (*l'Hygiène*) les motifs pour lesquels nous repoussons l'usage des bains d'eau froide que quelques écrivains ont préconisés, nous ne parlerons pas ici d'un système trop dangereux pour que l'amour maternel puisse le risquer à l'égard de créatures faibles, délicates et ne dégageant pas encore le calorique nécessaire à l'entretien de leur existence.

Nous renvoyons également au chapitre de l'*Hygiène* quelques détails sur l'allaitement artificiel au biberon, et sur l'allaitement par une chèvre, etc. ; systèmes qui ne peuvent jamais être comparés à l'allaitement par la mère ou par une bonne nourrice, mais que des circonstances exceptionnelles imposent quelquefois pendant une certaine durée de temps qu'il importe beaucoup de circonscrire.

CHAPITRE VIII.

DE LA PETITE-VÉROLE ET DE LA VACCINE.

Avant de parler de la vaccine comme préservatif, il convient de caractériser la petite-vérole, ce terrible fléau de l'espèce humaine, heureusement conjuré par l'immortelle découverte de Jenner.

La *variole*, vulgairement appelée *petite-vérole*, est une maladie éruptive, quelquefois sporadique, souvent épidémique, toujours contagieuse, et dont les miasmes peuvent agir à distance, en suivant la direction des vents.

Le premier moyen employé pour en diminuer le danger fut l'*inoculation*, c'est-à-dire que l'on introduisait sous l'épiderme du bras, plus particulièrement du bras gauche, du virus variolique provenant d'une pustule que l'on piquait avant sa maturité. On donnait ainsi la petite-vérole, on l'*inoculait* au sujet qui se trouvait par là exposé à des phénomènes beaucoup moins graves.

8

Pratiquée depuis un temps immémorial en Circassie, en Géorgie, ces *deux pays de la beauté*, dans d'autres contrées de l'Asie et en Afrique, l'inoculation fut introduite en Turquie; la célèbre lady Montague l'importa de Constantinople en Angleterre. Lorsque cette pratique commença à être appliquée en France (1764), on fit valoir l'autorité des deux contrées que nous avons appelées *le pays de la beauté* (de la Circassie et de la Géorgie), en y joignant l'exemple du *pays de la raison*, comme les Anglomanes désignaient alors l'Angleterre. Toutefois, l'inoculation rencontra de nombreux adversaires parmi les médecins français, s'appuyant sur ce qu'un sujet sur 91 pouvait mourir dans l'application de ce système, et oubliant toutes les précautions que les Turcs, ainsi que les Circassiens et les Géorgiens, prennent afin d'éviter ce cas de décès?

En Turquie, de même qu'en Circassie et en Géorgie, on apportait un soin scrupuleux au choix du malade sur lequel était recueilli le virus variolique, que l'on n'administrait pas indistinctement à tout âge et à tout sujet. Ce dernier devait être adolescent, car avec les passions et les excès qu'amènent trop souvent la jeunesse et les autres époques de la vie, le sang peut être vicié. Aussi la mort d'un sujet sur 91 inoculés était-elle l'exception plutôt que la règle. La saison de l'année, les conditions atmosphériques, bien d'autres détails étaient encore observés dans ces contrées où l'inoculation était généralement répandue.

Les partisans de cette pratique firent valoir toutes ces considérations, à Paris, lorsque des princes du sang royal, des *fils de France*, comme on disait alors, parmi lesquels se trouvait le comte d'Artois, plus tard Charles X, se soumirent à l'inoculation. Les ennemis de ce système prophétisaient des malheurs qui ne se réalisèrent point; et ces exemples venus de si haut donnèrent gain de cause à l'inoculation.

Mais au moment même où l'on se passionnait ainsi en France pour et contre ce moyen de neutraliser les ravages de la petite-vérole, un autre système beaucoup plus complet, un préservatif victorieux, la *vaccine*, allait commencer ce règne que le temps, dans sa marche, n'a fait que confirmer.

Edouard Jenner, médecin anglais, né à Berckeley, dans le comté de Gloucester, en 1749, fut pendant quelques années un des zélés partisans de l'inoculation de la petite-vérole, quoique ce procédé eût mis ses jours en danger. Comme il pratiquait l'inoculation sur différentes personnes de son pays natal, notamment sur des paysans, il fut très-surpris de rencontrer quelques individus chez lesquels, malgré ses soins, l'opération ne réussissait pas.

Le retour de ce fait attira son attention sur une tradition populaire répandue dans le comté de Gloucester, d'après laquelle on croyait à l'abri de la variole les personnes qui, en trayant les vaches, avaient pris les pustules qui viennent quelquefois sur le pis de cet animal, pustules qui caractérisent l'exanthème mammaire connu sous les noms modernes de vaccine, de *cow-pox*.

Mais Edouard Jenner lui-même était loin d'avoir foi dans sa découverte; il lui fallut plusieurs années pour dissiper ses doutes, pour recueillir un faisceau de preuves qui lui permissent de la révéler au monde. De l'aveu de cet homme éminent, il constata, en 1776, les précieuses propriétés du *cow-pox*. C'est en recherchant des éclaircissements sur la *vaccine occasionnelle* qu'il fut frappé de l'idée de pouvoir propager la maladie par inoculation, comme on propageait la petite vérole, en prenant d'abord du *cow-pox* à la source et en le reprenant ensuite sur le sujet inoculé pour le transmettre à un autre.

Après l'épreuve, un doute lui resta dans l'esprit; doute provenant du peu de gravité des symptômes qui se manifestèrent chez le sujet inoculé, il soumit le même individu à une seconde épreuve; et comme celle-ci ne réussit pas, il acquit la conviction qui lui manquait encore. Multipliant alors ses essais, il vaccina plusieurs personnes, et les exposa ensuite à tout ce qui pouvait leur donner la petite-vérole : inoculation, contact, identité d'atmosphère, rien ne vint démentir l'épreuve victorieuse qu'il avait obtenue. Ses vaccinés restèrent invulnérables.

Les médecins, auxquels il avait communiqué ses travaux, ses recherches, ses espérances, ne les avaient accueillis qu'avec un sentiment de répulsion; ils le taxèrent de rêveur, lui reprochèrent de croire à un préjugé populaire, et même ils le menacèrent de l'expulser du club médical, dont il faisait partie.

Enfin, en 1798, fort des résultats qu'il avait obtenus, il publia sa découverte sous le titre de : *Recherches sur les causes et les effets de la variole vaccinale, maladie observée dans quelques comtés de l'Angleterre occidentale, particulièrement dans le comté de Gloucester, et connue sous le nom de picote des vaches.*

Malgré les efforts des partisans exclusifs du système de l'inoculation de la petite-vérole, Jenner vit sa méthode bientôt répandue en Angleterre; dès 1800, le vertueux duc de la Rochefoucault-Liancourt en propageait les bienfaits en France; l'Europe apprenait à bénir le nom de Jenner, mais l'inventeur, préoccupé d'une idée à laquelle il avait consacré vingt-cinq années de sa vie, s'était presque ruiné. Le parlement anglais acquitta noblement la dette que l'humanité entière venait de contracter envers Edouard Jenner. Le grand ministre William Pitt, qui présidait alors aux destinées de la monarchie britannique, prononça en plein parlement ces paroles, que l'histoire a recueillies :

« La Chambre ne doit pas craindre que la reconnaissance dépasse le service ; il n'en fut jamais de plus grand. Qu'elle vote donc tout ce qu'il lui plaira à l'auteur de la découverte de la vaccine : l'approbation générale sanctionnera ce vote. »

Une première récompense nationale de 250,000 fr. fut spontanément allouée à Édouard Jenner ; le roi Georges III y joignit 12,500 francs, comme un témoignage de sa satisfaction personnelle ; et en 1807, le parlement vota une nouvelle indemnité de 500,000 francs.

Mais au-dessus de ces récompenses pécuniaires, le cœur d'Édouard Jenner plaçait les suffrages glorieux qui, de tous les points du monde civilisé, venaient consacrer sa découverte. Une *Société Jennerienne*, pour l'extinction de la petite vérole, s'établissait à Londres, sous la présidence de l'illustre inventeur de la vaccine ; la Société royale de médecine de cette capitale lui décernait une médaille ; toutes les Académies s'empressaient d'inscrire son nom sur la liste de leurs membres ; et le roi d'Espagne, Charles IV, voyait les habitants de Manille lui ériger une statue, afin de perpétuer le souvenir de leur reconnaissance envers le monarque qui leur avait révélé, en 1803, les bienfaits de la vaccine.

Des vaisseaux espagnols étaient partis de la Corogne avec cette admirable mission d'humanité, dont le cœur paternel de Charles IV avait chargé son premier chirurgien, le docteur Balmis et d'autres praticiens arrachant les Amériques au fléau de la petite-vérole , qui y faisait d'épouvantables ravages.

Les Turcs, de leur côté, loin de s'obstiner contre les faits, malgré les excellents résultats que leur donnait l'inoculation, adoptèrent la vaccine, qui fut introduite en 1802 dans le sérail de Constantinople, par les soins du docteur Raini, et d'après les ordres du sultan Sélim.

Rappelons que Jenner est, parmi les bienfaiteurs de l'humanité, celui qui a peut-être joui le plus longtemps de sa gloire ; il a suivi les progrès de la vaccine dans les deux hémisphères, il a pu recueillir les hommages, les faits positifs qui, sur tous les points du globe, lui ont assuré l'affection des mères. Au milieu des guerres acharnées qui ont désolé l'Europe pendant les premières années du dix-neuvième siècle, il a entendu citer sa découverte comme une garantie du rétablissement de l'équilibre de la population.

En effet, l'accroissement de la population repose aujourd'hui sur la pratique de la vaccine et sur le maintien de la paix.

Lorsqu'une attaque d'apoplexie frappa mortellement Edouard Jenner, en 1823, à l'âge de 74 ans, il put fermer les yeux avec la conscience de tout le bien qu'il avait fait et de celui qu'il léguait à l'avenir.

PRATIQUE DE LA VACCINE.

D'après les tableaux des variolés, dressés dans l'*Annuaire des longitudes,* par M. Mathieu, membre de l'Institut de France, la petite-vérole est rare depuis la naissance jusqu'à six mois. Au contraire, elle se manifeste souvent de six mois à un an, et jusqu'à quatre et cinq ans. Pourtant, comme des épidémies varioleuses se déclarent assez fréquemment, il faut en pareil cas vacciner les enfants, quel que soit leur âge. La prudence commande cette précaution à l'égard d'une maladie aussi dangereuse, dont les miasmes peuvent agir à distance, indépendamment de son caractère contagieux.

Dans un temps normal, lorsqu'il n'y a pas d'épidémies, le mieux est d'attendre le printemps ou l'automne, en évitant l'excès de la chaleur et du froid: car cet excès rend plus aiguë l'inflammation des pustules. Mais, nous le rappelons aux mères de famille, en présence de l'épidémie varioleuse, il ne faut pas se préoccuper de la saison; la vaccine est de rigueur.

En général, c'est de trois à six mois que l'on doit vacciner les enfants. Nous insistons pour que cette opération soit confiée au médecin; et nous insistons d'autant plus que l'exemple de l'Angleterre, de la patrie d'Édouard Jenner, nous démontre tous les dangers de l'empirisme. Les tables de mortalité du second semestre de l'année 1837 mentionnent 6,000 individus moissonnés par la petite-vérole en Angleterre et dans le pays de Galles. Plusieurs districts ont présenté 60 varioleux sur cent, parmi les vaccinés auxquels le cow-pox avait été inoculé par des vaccinateurs ambulants, par des empiriques, n'offrant aucune garantie scientifique.

La Belgique est à l'abri de ce danger, puisque les lois exigent que le certificat de vaccine émane d'un homme de l'art, muni d'un diplôme officiel; et sans ce certificat l'enfant n'est pas admis dans une école publique: indépendamment du certificat, il faut encore l'examen des cicatrices laissées par l'inoculation du vaccin. En Prusse, les précautions du gouvernement sont allées encore plus loin. Un décret royal a ordonné de vacciner de nouveau tous les soldats de l'armée, quoique ayant été vaccinés dans leur enfance. A leur arrivée sous les drapeaux, cette mesure leur est appliquée indistinctement.

Nous n'hésitons point à recommander la même précaution à tous les parents; il est fort utile de faire vacciner une seconde fois les enfants à l'âge de sept ans; de cette manière on a une garantie de plus contre l'invasion de la petite-vérole, qui se manifeste quelquefois chez des sujets déjà vaccinés.

Il est vrai que beaucoup de parents commettent la faute de ne pas montrer leurs enfants au vaccinateur, pour qu'il constate *de visû* la vraie ou fausse vaccine.

En 1826, 1827, 1828, 1829, ayant été nommé vaccinateur du canton d'Enghien, par la députation permanente des états provinciaux du Hainaut, il nous est arrivé de parcourir les communes de notre ressort, où les parents étaient prévenus officiellement de notre passage : nous étions muni de vaccin pris à bonne source ; vingt, trente, quarante enfants nous étaient présentés dans une commune. Après les avoir vaccinés, nous enjoignions aux parents de nous représenter ces enfants neuf jours plus tard, à notre second voyage dans la commune. Mais ce jour-là, plus de la moitié des enfants manquait à l'appel, de sorte que nous ne pouvions constater l'état du vaccin, et que, de leur côté, les parents se trouvaient privés du certificat sans lequel l'enfant n'était pas admis aux écoles communales. Cependant il n'y avait là aucune dépense à faire pour les parents, souvent même pas de déplacement ; n'importe, l'indifférence avait plus d'empire que des considérations aussi graves.

Après cela, ne nous étonnons plus que bien des fois la petite-vérole fasse encore des victimes, et qu'elle devienne même confluente.

Les détails dans lesquels nous sommes entré au sujet de la petite-vérole et de la vaccine, comme préservatif, nous dispensent de parler de la *varicelle* et de la *varioloïde*.

Nous dirons seulement, à cet égard, qu'il faut d'abord s'assurer du résultat de la vaccine, et ne pas négliger de recourir une seconde fois à ce puissant préservatif. Enfin, dans le cas où se manifesteraient la *varicelle*, que l'on a longtemps appelée *petite-vérole volante, fausse petite-vérole*, ou la *varioloïde* qui n'est qu'une variété de la petite-vérole, il convient de consulter de suite le médecin.

DEUXIÈME PARTIE.

CHAPITRE IX.

MALADIES DE L'ENFANCE.

Avant d'aborder la série des principales maladies qui assiégent la première enfance, il convient d'entrer dans quelques considérations générales sur la nature de ces maladies et sur l'ordre dans lequel nous les classons.

L'organisation des enfants, même les plus robustes, les mieux constitués, est soumise à tant de phénomènes, à des modifications si nombreuses, que l'on peut s'expliquer par là les différentes maladies auxquelles cette époque de la vie est exposée. D'ailleurs, il ne faut pas perdre de vue que les causes extérieures exercent une influence directe et bien funeste sur l'état des enfants. Ainsi le lait de la nourrice et ses altérations, les affections physiques et morales de celle-ci, le manque de propreté, l'excès de la chaleur ou du froid, le défaut de soins : voilà autant de causes qui déterminent des maladies plus ou moins graves, ou bien qui y prédisposent.

D'un autre côté, l'impuissance où se trouvent ces petites créatures d'exprimer ce qu'elles ressentent, de révéler des accidents, des chûtes, des coups, provenant de l'imprudence d'une nourrice ou d'une bonne, enfin l'invasion soudaine des maladies épidémiques, contre lesquelles il est si difficile de garantir les enfants, et les dangers que présentent plusieurs maladies contagieuses, achèvent de compliquer le nombre et la gravité des périls qui pèsent sur cette époque de l'existence.

Avant d'avoir accompli leur première année, combien d'enfants ravis à leurs familles, ou tellement affaiblis qu'ils souffrent, languissent et succombent lentement !

Nous persistons à croire qu'un bon système hygiénique peut prévenir beaucoup de ces maladies; et pour celles qui se manifestent, prises à temps, combattues avec intelligence, il est facile de les conjurer, et de diminuer considérablement le chiffre de la mortalité. Ce n'est pas pour rien que Dieu a doté l'homme des ressources de la prévoyance. Plus nous avançons dans les voies de la civilisation, plus la na-

9

ture est obligée de nous dévoiler ses mystères; plus la science force la mort à lui révéler le secret de la vie.

Maintenant nous dirons, pour la marche que nous avons adoptée, qu'il ne pouvait s'agir d'une classification ni arbitraire, ni rigoureuse.

Nous avons traité avec le plus de développements les maladies qui sont en quelque sorte inhérentes à l'enfance; non pas que nous prétendions *faire de la médecine sans le médecin*, ni rencontrer les mèmes affections chez tous les enfants. Notre but est surtout de signaler l'invasion de la maladie, de prévenir les mères contre une sécurité dangereuse, de les ramener sans cesse aux prescriptions de la science, et par des conseils généraux d'une application usuelle et facile, d'éviter, s'il est possible, les progrès du mal.

Non que tous les enfants soient également et invariablement atteints des affections dont nous allons nous occuper, ni qu'ils le soient dans l'ordre que nous avons suivi. Les uns ne relèvent de telle maladie que pour tomber dans une autre, et pourtant la science les sauve. Ceux-ci traversent presque invulnérables le premier âge de la vie, et succombent plus tard à l'époque de la puberté, quand tout semblait leur promettre une longue et brillante carrière; rien de précis, rien d'uniforme ne peut ètre indiqué par le médecin, et appliqué indistinctement. L'essentiel est d'arriver à cette vérité d'observation et à cette utilité pratique, premier caractère d'un livre destiné à devenir le manuel des mères de famille. Y avons-nous réussi? Malgré tous nos efforts, nous n'osons pas l'espérer.

ICTÈRE DES NOUVEAU-NÉS (*jaunisse*).

Procédant, comme nous l'avons dit, par ordre chronologique, quand cela est possible, nous placerons ici, avant les autres maladies, l'*ictère* ou jaunisse qui se déclare quelquefois chez les nouveaunés, et que les auteurs attribuent à divers motifs.

La teinte jaune-verdâtre que prend la peau de certains enfants, quelques jours après la naissance, et qui caractérise l'ictère des nouveau-nés, est regardée par le vulgaire comme un signe de bonne constitution; c'est du moins une idée généralement répandue chez beaucoup de nourrices, et bien souvent cette teinte se dissipe naturellement au bout de quelques jours.

Mais il peut advenir que la coloration de la peau soit plus prononcée, par la prolongation de cette jaunisse; que le globe de l'œil et la langue offrent la même nuance jaune-verdâtre, enfin que l'enfant éprouve de la chaleur à la superficie du corps, de

la sensibilité au creux de l'estomac, une légère douleur au côté droit du ventre, des vomissements, de
la constipation, et que les urines soient rares ; alors
on peut recourir à de petits bains tièdes d'eau de
son, aux cataplasmes de farine de lin, aux fomenta-
tions émollientes de racine de guimauve et à des
lavements de même nature.

Du reste, comme l'ictère des nouveau-nés se manifeste à une époque rapprochée de l'accouchement,
et que le médecin visite encore la mère tous les jours,
nous sommes rassuré par sa présence ; il combattra
avec succès l'affection dès son début.

Qu'il nous soit permis de rappeler combien sont
importantes les visites quotidiennes du médecin, et
cela jusqu'à l'entier rétablissement de l'accouchée.
Un préjugé que nous n'avons pas besoin de qualifier
a limité un délai arbitraire, et même les gardes,
dont la routine veut régenter la nature, prétendent
que le neuvième jour est très-dangereux pour l'accouchée, et qu'il s'opère précisément à cette date
un mouvement particulier dans la matrice.

On ne saurait trop s'élever contre de pareilles
absurdités. Telle accouchée peut être parfaitement
rétablie au bout de neuf jours ; telle autre réclame
au contraire les plus grands ménagements après ce
laps de temps. Aussi nous rappelons à nos lectrices
de n'agir pour elles et pour leurs enfants que d'après
les prescriptions du médecin.

MUGUET.

Le *muguet*, également appelé *millet* et *blanchet*, est une inflammation particulière qui se manifeste plus souvent dans la première enfance que dans les autres âges de la vie, et qui attaque l'intérieur de la bouche, les gencives, la langue, en se prolongeant quelquefois le long de la membrane muqueuse du gosier. et en s'étendant à l'œsophage, à l'estomac, à l'intestin grêle, au gros intestin.

Le muguet se révèle par le gonflement de la pointe et du bord de la langue, ou la rougeur de la surface de cet organe avec développement des papilles; en même temps, les enfants qui en sont atteints éprouvent une sécheresse, une ardeur, une sensibilité dans toute la bouche, qui empêchent le nourrisson de téter, et lui causent une telle souffrance qu'après avoir pris le mamelon, il l'abandonne en poussant des cris. Bientôt apparaissent au bout, au milieu, au-dessous de la langue, et de chaque côté du frein, de petites taches blanches qui prennent une teinte mate et luisante, se propagent, s'étendent sur un plus grand espace, et peuvent se comparer à une couche de fromage ou de lait caillé.

Ces taches ou plaques irrégulières gagnent ainsi la

commissure des lèvres et leur bord externe, en arrière, la voute palatine, le voile du palais, la luette, l'intérieur des joues, l'angle et les commissures des mâchoires où elles se multiplient.

Ordinairement, le muguet est accompagné, chez les enfants, du manque d'appétit, de l'accélération du pouls, d'une soif ardente, de nausées, de vomissements et de selles de couleur verdâtre. Avec ce caractère de réaction et ces symptômes généraux, le muguet est beaucoup plus dangereux. L'enfant maigrit, son visage se ride et se grippe, les yeux sont cernés, la voix s'éteint, le pouls devient presque insensible, les extrémités se refroidissent.

Un mauvais lait contribue au muguet qui résulte également du manque de soins et de propreté, de l'emploi du biberon fait avec le pis de la vache, matière très-putrescible; il se manifeste aussi plus souvent chez les enfants atteints d'une maladie aiguë ou chronique. La misère de la mère ou de la nourrice, les privations qu'elle entraine, un air vicié et que l'on ne renouvelle pas, la température humide dans une habitation malsaine, sont encore des causes déterminantes.

Dès que se manifestent à la langue et à la bouche les symptômes locaux que nous avons décrits, avant même l'apparition des taches blanchâtres, on doit appeler le médecin. En attendant son arrivée, il est bon de porter sur tous les points de la bouche une décoction de guimauve ou de graine de lin, au moyen d'un petit pinceau formé avec du linge ou de la charpie. On supprimera les soupes ou panades, si l'enfant en usait; on le remet au sein, en le soumettant à une demi-diète, laquelle seconde le traitement général; enfin des lavements mucilagineux et des bains de son favorisent la guérison du muguet qui paraît, disparaît, reparaît, et dure ordinairement dix à quinze jours.

Il est essentiel d'attaquer et de guérir le muguet dès son début; car cette maladie, étant négligée, pourrait s'étendre jusqu'à l'anus, avec rougeur du pourtour de l'anus et excoriation des fesses. Des cas de ce genre, signalés par de savants professeurs, ne laissent aucun doute à cet égard.

L'isolement du sujet atteint de cette maladie est une mesure rigoureuse, car nous lisons le passage suivant dans le *Manuel pratique des maladies des nouveau-nés*, par M. le docteur Bouchut, de Paris :

« Le muguet n'est pas contagieux à la manière des maladies infectieuses, comme la variole; mais il se propage comme certaines maladies cutanées : la gale ou la teigne, par exemple. Il se transmet par contact direct; c'est aussi l'opinion de MM. Baron, Billard, Valleix, Trousseau, Guersant; et le dernier de ces auteurs raconte qu'il a vu le muguet du nourrisson se communiquer au sein de la nourrice. »

M. le docteur Bouchut conseille avec raison les infusions et décoctions mucilagineuses de mauve, de guimauve, de graine de lin.

ROUGEOLE.

La *rougeole* est une maladie en quelque sorte inévitable pour les enfants; elle se transmet généralement par contagion, et offre aussi un caractère épidémique; les grandes personnes n'en sont pas exemptes. Cette affection réclame de la part des mères de famille, une attention spéciale : car indépendamment de la prédisposition de la première enfance à prendre la rougeole, il arrive souvent qu'elle ne se manifeste qu'au bout de plusieurs jours, de façon que, pendant cette période de doute et d'incertitude, on peut commettre des erreurs et aggraver la situation du jeune malade.

Ordinairement, la rougeole débute par causer du malaise; l'enfant éprouve alternativement des frissons et de la chaleur; le visage se tuméfie, les paupières se gonflent, les yeux deviennent rouges, larmoyants; et cet état d'irritation est accompagné d'éternuements, ainsi que d'un écoulement par les narines. Quelquefois même il y a des hémorrhagies nasales, des convulsions, du délire. On voit encore des enfants tousser durant plusieurs jours en éprouvant de la peine à respirer.

Dès que ces symptômes se déclarent, avant même l'invasion des petites taches rubéoliques qui caractérisent la rougeole, il faut recourir au médecin, qui seul peut guider l'inexpérience des parents, rassurer leur tendresse, et les empêcher de suivre un régime funeste à l'enfant.

On ne peut donc prendre trop de précautions, aussitôt que l'on soupçonne l'apparition de cette maladie, qui, selon l'observation de MM. les docteurs Baron et Billard, de Paris, est plus commune après qu'avant la première dentition. Ces deux savants médecins ont remarqué, à l'hospice des Enfants-Trouvés de Paris, que les sujets de huit et neuf mois en étaient plus particulièrement atteints. La rougeole éclate surtout au printemps et à l'automne.

L'éruption (apparition des taches rubéoliques) a lieu ordinairement du troisième au quatrième jour; quand elle est retardée, et ne se manifeste que du cinquième au sixième jour, c'est un symptôme de gravité qui doit être pris en considération.

Les taches rubéoliques, de couleur rose, d'abord très-petites et assez semblables à des piqûres de puce, commencent à se manifester au front, puis à la face; elles s'élargissent et deviennent même proéminentes; de sorte que le doigt, en se promenant sur la peau, apprécie très-bien les éspèces d'inégalités qu'elles y forment.

Ces taches s'étendent ensuite au cou, en laissant entre elles des intervalles dans lesquels la peau conserve sa teinte naturelle : de là, elles gagnent la poitrine, le tronc et les membres; c'est assez généralement vers le second jour de l'éruption qu'elle s'étend ainsi.

Quand l'éruption est complète, avant même qu'elle pâlisse, les yeux sont moins rouges et moins larmoyants; le pouls est aussi moins accéléré; la toux persiste. Dans la rougeole intense, l'éruption dure jusqu'à huit jours; ce qui arrive encore quand le développement en a été contrarié.

Assez généralement, les taches rubéoliques de la face pâlissent vers le sixième jour; mais celles du corps conservent leur teinte rouge : elles pâlissent à leur tour vers le septième, le neuvième, ou le dixième jour. Des espèces d'écailles farineuses, accompagnées de violentes démangeaisons, succèdent à l'éruption. Alors disparaît la fièvre qui a duré jusque-là.

C'est le moment du plus grave péril, et nous recommandons la plus grande prudence aux mères de famille, qui se garderont bien d'exposer l'enfant à l'action de l'air extérieur, et même de le laisser transporter dans un appartement froid. On doit aussi, pendant toute la durée de la rougeole, éviter de sortir les enfants de leur lit, de les asseoir sur une chaise pendant qu'on arrange leur lit, de les mettre sur le pot en laissant leurs pieds nus reposer sur le parquet, de les changer de linge, même en ayant la précaution de le chauffer, et à plus forte raison de les laver, quoique avec de l'eau tiède. Il faut aussi s'interdire de leur donner des bains de pieds, de leur administrer des lavements : ces derniers peuvent en effet provoquer une diarrhée qui ferait brusquement disparaître l'éruption. Toutes ces précautions sont de rigueur.

Nos lectrices en comprendront le motif lorsque nous leur dirons que l'éruption est susceptible de se déplacer, et que sa disparition soudaine risque de déterminer les accidents les plus graves, tels que l'hydropisie du ventre, et même une hydropisie générale.

La toux cesse ordinairement avec l'éruption. Cependant il est des circonstances où elle se prolonge durant quinze jours, un mois, deux mois; ce qui peut avoir lieu lorsque l'éruption a été entravée dans son développement.

La convalescence de la rougeole exige beaucoup de précautions, surtout en hiver.

Nous laissons au médecin le soin de prescrire le traitement spécial, d'indiquer les boissons, le régime, de supprimer le lait pour la première enfance, et les autres aliments quand il s'agit de sujets qui ont été sevrés, ou de sujets voisins de la puberté.

Dans la seconde enfance,, et surtout aux approches de la puberté, la rougeole est beaucoup plus grave que pour les nouveau-nés qui sont encore au sein. Toutefois, elle a également un caractère de gravité pour ceux-ci, lorsqu'elle coïncide avec l'époque de la dentition, ou qu'elle se complique avec une des affections suivantes : le croup, la coqueluche, la petite-vérole, la pleurésie, ou une inflammation soit du poumon, soit de la plèbre, soit du ventre, soit du cerveau.

On veillera donc avec la plus scrupuleuse attention sur les symptômes précurseurs que nous avons indiqués, sur la marche de l'éruption, sur l'invasion de la maladie, sur la disparition des taches rubéoliques, la desquamation farineuse et la convalescence.

Il s'agit surtout de favoriser l'éruption ; ce que l'on obtient par une température douce dans laquelle on maintient constamment le malade, en lui imposant la diète pendant la durée de la fièvre, en lui faisant boire des infusions de tilleul ou de violette, ou de guimauve, comme encore de l'eau à la température de la chambre, édulcorée par une cuillerée de sirop de framboise ou de groseille, en garantissant les yeux contre l'action du soleil et du feu, enfin en se conformant à toutes les prescriptions que nous avons formulées.

ROSÉOLE.

La *roséole*, connue également sous le nom de
fausse rougeole, offre beaucoup moins de gravité que
la rougeole, avec laquelle elle a les rapports de la
varicelle avec la petite vérole.

Les plus savants auteurs n'ont rien dit sur les
causes qui peuvent développer cette maladie, qui se
manifeste en toute saison, principalement en automne. On ignore si elle est contagieuse. Les taches
qui caractérisent l'éruption de la roséole ressemblent
un peu à celles de la rougeole, mais elles sont plus
larges, offrent moins de régularité, et sont séparées
par des intervalles plus nombreux où la peau conserve sa teinte normale. Ces taches roses, ovales ou
circulaires, ont six à huit lignes de diamètre. Quelquefois, ce sont des anneaux roses et au centre des
aires, où la peau garde sa couleur primitive.

La roséole attaque de préférence les enfants,
quoiqu'elle n'épargne pas les autres âges de la vie.
Une inflammation du ventre précède ou accompagne
parfois l'invasion de cette maladie. L'éruption ne se
manifeste ordinairement qu'au cou, au visage et aux
membres inférieurs ; un peu de démangeaison se
fait sentir pendant l'éruption, qui est complète en

vingt-quatre ou quarante-huit heures, et ne se prolonge pas au delà de trois jours; mais sa disparition soudaine risque d'accroître l'inflammation interne. La roséole peut se manifester plusieurs fois; et comme on l'a confondue avec la rougeole, on a cru un peu légèrement à une nouvelle invasion de cette maladie.

Le traitement à suivre, les précautions à prendre, boissons et diète, sont les mêmes que pour la rougeole.

SCARLATINE.

Nous plaçons rationnellement la *scarlatine* à côté de la rougeole et de la roséole, à cause de l'identité de soins, de précautions et de traitement qu'exigent ces maladies, qui pourtant diffèrent sur plusieurs points.

La scarlatine, que l'on appelle aussi *pourpre*, fièvre rouge, etc., a pour cause un miasme particulier, dont l'existence se révèle par la transmission même de cette maladie contagieuse; car on a remarqué la rapidité avec laquelle la scarlatine se propage dans les grandes agrégations d'enfants. Il est donc urgent, dès que la scarlatine se manifeste chez un enfant, dans un pensionnat ou un collége, de ne pas le laisser en contact avec les autres élèves de l'établissement. L'isolement du sujet malade est de rigueur.

Dans les familles composées de plusieurs enfants, on peut ne pas prendre cette précaution, pour la scarlatine comme pour la rougeole, puisque ces maladies étant à peu près inévitables, autant vaut en finir d'un coup, et soigner tous les enfants à la fois; mais il n'en est pas ainsi à l'égard des pensionnats et des colléges, dont les directeurs encourraient une très-grave responsabilité.

Quoique la scarlatine frappe de préférence les enfants, elle ne respecte pas les différents âges de la vie ; et nous avons soigné des mères de famille, chez lesquelles la scarlatine, transmise par leur enfant. s'est montrée beaucoup plus intense que celle des jeunes sujets.

Il est rare que la scarlatine attaque deux fois la même personne. Quant aux circonstances atmosphériques sous lesquelles cette maladie se développe, elles ne ressemblent pas à celles qui accompagnent la rougeole. C'est ordinairement à l'entrée de l'hiver, pendant cette saison, et surtout au milieu des brusques variations de la température.

Les symptômes les plus généraux de la scarlatine sont le frisson, des douleurs de tête, de la lassitude, le manque d'appétit, des vomissements, de l'agitation, quelquefois du délire et des convulsions. Le pouls est plus accéléré, et le sujet éprouve une soif ardente; il a de la peine à avaler, à cause du mal de gorge qui précède et accompagne toujours la scarlatine.

Ces symptômes doivent éveiller la sollicitude des parents qui appelleront immédiatement le médecin; et, en attendant son arrivée, on prendra les mêmes précautions que pour la rougeole, en ajoutant de plus une légère cravate autour du cou de l'enfant, à cause du mal de gorge qui est inséparable de la scarlatine.

Ainsi, on aura soin de maintenir une température douce dans la chambre, d'éviter l'air extérieur, de ne pas changer le malade de linge ni de lit, de ne pas lui administrer des lavements, des bains de pieds, des purgatifs, parceque la scarlatine, comme la rougeole, est susceptible de se déplacer brusquement.

Quant aux boissons, on donnera de l'eau à la température de la chambre; cette eau sera édulcorée avec du sucre, ou du sirop de gomme, de framboise, de groseille. On peut encore employer une infusion de tilleul, de violette, de racine de réglisse.

La diète doit être sévèrement maintenue.

L'éruption a ordinairement lieu deux ou trois jours après l'apparition des premiers symptômes; elle est accompagnée de chaleurs vives et de démangeaisons; le mal de gorge continue.

Les taches sont plus larges et plus rouges que celles de la rougeole. Ces plaques ont quelquefois de l'analogie avec une teinture de lie de vin qui couvrirait la face, le cou, le corps et les membres. Sous la pression légère du doigt, cette nuance écarlate disparaît un instant pour reparaître aussitôt. Comme il serait très-dangereux d'entraver l'éruption dans ses développements, nous insistons de nouveau pour que le médecin soit appelé dès les premiers symptômes.

Une fièvre intense, la peau sèche et brûlante, le gonflement de la face et des paupières, accompagnent parfois la scarlatine, dont l'éruption ne dissipe pas chez le malade le manque d'appétit, la soif et l'accélération du pouls.

Cette éruption commence ordinairement à diminuer vers le cinquième jour, et disparaît vers le septième. Alors arrive la *desquamation furfuracée*, c'est-à-dire que l'épiderme se détache à la face et au cou par petites écailles semblables à du son, tandis que sur le tronc et sur les membres, c'est par plaques et même par lambeaux assez considérables.

Cette desquamation se prolonge quelquefois pendant un certain temps.

Le médecin étant appelé à propos a pu surveiller la marche et les phases de cette affection, qui n'est pas dangereuse quand elle est simple, mais qui est susceptible de graves complications.

De même que la rougeole, la scarlatine réclame les soins les plus soutenus, les précautions les plus minutieuses, et cela dès l'invasion, pendant sa durée, et surtout à l'époque de la convalescence, qui, faute de soins et de précautions, peut occasionner des hydropisies et une infiltration générale.

Nous combattrons encore un abus trop généralement répandu, qui consiste à faire un feu excessif, à accabler l'enfant sous des monceaux de couvertures, à l'abreuver de boissons chaudes et stimulantes; toutes choses qui peuvent augmenter considérablement l'inflammation de la peau, et même causer de l'irritation intestinale en troublant la marche de la maladie.

Nous ne terminerons pas ces détails sans recommander que l'enfant, entièrement guéri de la scarlatine ou de la rougeole, séjourne au moins pendant deux semaines dans l'appartement avant sa première sortie, que l'on doit encore subordonner à la douceur de la température et surtout aux prescriptions du médecin.

COQUELUCHE.

La *coqueluche*, dont nous ne rappellerons ici ni les différents noms qu'elle a portés pendant ses apparitions épidémiques, ni les dissertations scientifiques dont elle a été l'objet, est caractérisée par une toux violente et convulsive, revenant à des intervalles plus ou moins éloignés, par quintes très-fatigantes qui se succèdent rapidement, et en causant une sorte de suffocation, ne permettent au malade que des inspirations brèves, incomplètes, sifflantes.

La coqueluche attaque principalement les enfants, depuis la naissance jusqu'à la seconde dentition. Elle peut survenir à la suite de la rougeole, de la scarlatine, de la petite vérole ; il est donc très-urgent de s'occuper avec détails de cette maladie, qui, simple, n'est pas dangereuse, mais qui peut le devenir par les complications dont elle est susceptible.

D'ailleurs, la plupart des parents n'y attachent pas assez d'importance ; ils sont en quelque sorte rassurés par les intermittences qui la caractérisent, et qui font que l'enfant, au sortir d'une quinte de toux terrible, offre les apparences de la santé ; mais en raison même de cette sécurité funeste, pleine de périls, nous devons insister sur la coqueluche et sur la nécessité de confier l'enfant, dès le début de la maladie, aux soins assidus du médecin.

Dans l'anxiété pleine d'effroi que lui cause l'approche de ces quintes, le jeune malade pousse un cri d'alarme, se cramponne aux objets qui sont à sa portée, jette fréquemment la tête en arrière ; les muscles de la poitrine, du cou, de la face sont en jeu pour surmonter l'obstacle qui contrarie le mécanisme de la respiration; les bras éprouvent des contorsions, les traits du visage se contractent en offrant une rougeur violacée et l'expression de la douleur; les yeux sont pleins de larmes et injectés; quelquefois le sang coule par le nez, et de la bouche s'échappent aussi des mucosités sanguinolentes.

Enfin, si la quinte de toux se déclare après le repas, elle peut déterminer des vomissements et l'émission involontaire des urines ainsi que des matières fécales.

M. le docteur Lombard, de Genève, prétend que la coqueluche est dans sa période croissante lorsque les accès sont plus fréquents la nuit que le jour, et que la période décroissante est signalée par le contraire, c'est-à-dire lorsque les accès sont plus fréquents le jour que la nuit.

Toutes les fois que les quintes de toux ne se reproduisent qu'à de longs intervalles, les enfants reprennent bien vite la gaieté insouciante de leur âge, et se mettent même à jouer. Mais il n'en est pas ainsi lorsque les quintes sont rapprochées; alors la tristesse les gagne, et la fièvre se manifeste.

La toux de la coqueluche ne peut pas se confondre avec d'autres affections catarrhales; elle a un caractère auquel il est impossible de se méprendre. Mais avant que ce caractère soit déterminé, quand le jeune sujet porte déjà le germe de cette maladie, et qu'il commence à tousser, il est essentiel de ne

point négliger l'affection naissante, qui, dans le principe, ne diffère pas d'un rhume ordinaire.

Règle générale, il faut prêter toujours une attention sérieuse aux indispositions même légères des
enfants. Dût-on déranger inutilement le médecin,
même pendant la nuit, mieux vaut par là obtenir une
sécurité, que, faute de ce soin, on pourrait changer
en une source de deuil et de regrets, car il y a chez
les enfants plusieurs affections insidieuses qui n'a-
larment au premier aspect ni la mère, ni la nourrice, et dont le regard expérimenté du médecin sait
reconnaître le danger, en le conjurant quand il en
est temps encore. D'ailleurs, la médication que l'on
emploie presque toujours avec l'enfance est ordinairement douce et ne peut pas causer de mal : c'est
effectivement le système qui convient le mieux, celui
qui présente le plus de garanties de succès.

La coqueluche se manifeste avec plus ou moins
d'intensité, en raison d'une certaine constitution atmosphérique ; elle est plus fréquente en automne et
au printemps que dans les autres saisons de l'année ;
les journées de pluie et de froidure contribuent à la
développer. Pourtant, elle peut également se manifester durant l'ardeur de l'été, comme pendant la rigueur de l'hiver.

Ordinairement cette maladie frappe épidémiquement une contrée, une ville, un quartier. Quelques
auteurs prétendent qu'elle n'est pas absolument con-

tagieuse; cependant, lorsque, dans une famille ou dans un pensionnat, un enfant est atteint de la coqueluche, il faut de suite l'isoler, parce que les quintes de toux, dont il est affecté, peuvent déterminer les mêmes accidents chez d'autres enfants.

La durée de la coqueluche n'a rien de régulier. Cette maladie peut se prolonger pendant des semaines, et même pendant des mois, car peu d'affections se montrent aussi rebelles aux remèdes et aux ressources de l'art. De là résulte le nombre considérable de moyens de guérison employés par les plus célèbres praticiens.

Nous ne les publierons pas, puisque nous prescrivons aux mères de famille d'appeler le médecin investi de leur confiance. Nous nous contenterons de recommander, au début de la maladie, l'usage des infusions de mauve, de guimauve, ou de racine de réglisse; le sirop de gomme ou de capillaire, dont on met une cuillerée dans un verre d'eau. Un bain de pieds matin et soir, un léger cataplasme de farine de graines de lin sur la poitrine, produisent de bons effets. Mais ce qui importe surtout, c'est le régime de nourriture, qui, pour la première enfance, se bornera au lait de la nourrice donné en petite quantité; si l'enfant est sevré, on le met au régime lacté, qui consiste dans une soupe légère, préparée avec un biscotin, du lait et du sucre.

Une autre recommandation essentielle, même

pour la coqueluche simple, exempte des complications dont nous avons parlé, consiste dans les soins hygiéniques donnés à l'enfant, qu'il faut garantir contre l'action du froid et de l'humidité. Mais de tous les moyens conseillés par les plus habiles praticiens, le meilleur est le changement fréquent d'air et de vêtements : car les miasmes que dégage l'enfant vicient le milieu dans lequel il respire, imprègnent ses vêtements, et réagissent d'une manière funeste sur lui-même. On ne le ramènera donc dans la chambre où il a habité, qu'après l'avoir bien aérée et purifiée; il en sera de même des différentes pièces du lit et des vêtements, qu'il faudrait soumettre à l'action du chlorure de chaux. Avec ces précautions, on peut sans sortir de la maison obtenir plus vite une guérison complète.

CROUP.

Le *croup*, maladie terrible, un des fléaux de l'enfance, que les anciens n'ont pas connue, et dont la première description écrite remonte à l'année 1747; elle a pour auteur un médecin de Crémone (Italie), le docteur Ghisi, qui a publié une monographie fort exacte de cette maladie, laquelle s'était manifestée épidémiquement.

Le nom écossais, *crowp*, prouverait que cette affection est originaire des contrées septentrionales; il est de fait que le croup est endémique en Ecosse et à Genève, et souvent épidémique dans d'autres pays, sans que l'on puisse assigner d'autres causes qu'un état particulier de l'atmosphère. Il est reconnu aussi par toutes les observations soigneusement recueillies que le croup attaque de préférence les enfants; pourtant les adultes n'en sont pas entièrement exempts; et l'illustre Georges Washington, le héros des Etats-Unis de l'Amérique du Nord, succomba à l'âge de soixante-huit ans à une affection croupale, le 14 décembre 1799.

Depuis cette époque, la science s'est beaucoup occupée du croup, surtout à la suite d'une circonstance que nous croyons devoir rappeler. Le fils aîné du roi de Hollande, Louis Bonaparte, et de la reine Hortense, mourut en 1807, victime de cette cruelle maladie; l'empereur Napoléon, qui aimait beaucoup cet enfant, rendit un décret pour ouvrir un concours et décerner un prix de 3,000 francs à l'auteur du meilleur mémoire sur le croup. Cinq mémoires, distingués par le talent d'observation qui les caractérise, répondirent à cet appel; ils furent imprimés par ordre de la commission du concours.

Nous allons à notre tour nous occuper du croup, à l'aide de ces précieux renseignements, des écrits publiés depuis lors par plusieurs auteurs estimés, et des observations personnelles que nous avons recueillies dans notre clientèle.

Le croup est une inflammation de l'ensemble ou d'une partie de la membrane muqueuse qui tapisse le conduit de la respiration, depuis l'entrée du larynx jusqu'aux premières divisions des bronches; cette inflammation est caractérisée par une marche très-aiguë et par une tendance constante à la formation d'une fausse membrane dans l'intérieur du conduit aérien.

M. le docteur Théodore Guibert, de Paris, indique diverses circonstances anatomiques et physiologiques comme concourant à rendre le croup plus fréquent dans l'enfance, telles que « l'étroitesse du conduit aérien et de la glotte en particulier; la vive sensibilité du système muqueux en général, à laquelle participe la membrane des voies respiratoires; l'extrême difficulté de l'expectoration à cet âge, ce qui favorise l'amas des mucosités dans le conduit de la respiration, et par suite l'obstruction des rameaux bronchiques; l'activité de la circulation, qui explique le développement facile des inflammations à cette époque de la vie, l'intensité de leurs symptômes et la rapidité de leur marche; l'abondance des matières fournies par les sécrétions et les exhalations, et principalement de celles des transpirations cutanée et pulmonaire, et des sécrétions muqueuses des voies aériennes; la sympathie étroite qui unit ces dernières fonctions, sympathie en vertu de laquelle elles se suppléent mutuellement, et d'où résulte le surcroît d'action de l'une lorsque l'activité de l'autre diminue; la ténuité et la mollesse du tissu de la peau; la légèreté des vêtements des enfants; l'imprudence avec laquelle ils s'exposent au froid, ayant le corps couvert de sueur, et font succéder le repos le plus absolu aux exercices les plus immodérés. »

Malgré le soin que nous prenons d'éviter toute description scientifique, tout détail technique, nous avons cru devoir reproduire textuellement ce passsage des *Recherches et observations pratiques sur le croup,* par M. le docteur Théodore Guibert, afin de bien prémunir les mères de famille contre des imprudences qui, chaque année, font tant de victimes.

De ces prédispositions anatomiques et physiologiques, si nous passons aux causes particulières qui déterminent le croup, nous trouvons en première ligne les brusques variations de la température. Ainsi nous avons vu de très-jeunes enfants atteints du croup avant l'âge où cette affection se déclare le plus fréquemment, parce qu'on avait eu l'imprudence de placer leur berceau entre des portes et des fenêtres établissant un courant d'air d'autant plus dangereux, que le sommeil mettait les enfants en état de transpiration.

On doit donc bien se garder de laisser les fenêtres ouvertes pendant la nuit, de porter les enfants le matin, à leur réveil aux bords d'une rivière ou dans un jardin très-ombragé, de les exposer légèrement vêtus, le cou et la poitrine nus, à l'air humide du soir.

C'est depuis un an jusqu'à sept et huit ans que se manifeste plus ordinairement le croup ; et il frappe plutôt les garçons que les filles. Il peut se déclarer plusieurs fois chez le même sujet.

Quelquefois le croup se manifeste épidémiquement, et alors surtout il est très-dangereux de mettre un enfant sain en contact avec un autre enfant atteint de cette affection.

Un catarrhe pulmonaire (bronchite) peut déterminer aussi le croup.

Voyons maintenant les symptômes qui révèlent cette redoutable affection.

L'invasion peut être instantanée ; et l'on ne peut s'y méprendre à la raucité de la voix.

D'autres fois, le croup est précédé de la fièvre, du rhume de cerveau, d'une toux particulière et d'éternuements. Les yeux sont larmoyants, et un écoulement a lieu par le nez. L'enfant éprouve des alternatives de froid et de chaud, de l'apathie, du dégoût pour les aliments, de l'insomnie, de la tristesse, et une grande appétence pour les boissons froides.

Après ces symptômes qui se prolongent un jour, et même deux et trois jours, la maladie se déclare ordinairement dans la nuit, de minuit à deux heures du matin.

L'enfant ne respirant qu'avec difficulté produit alors un son rauque auquel il est impossible de se méprendre, quand on l'a entendu une seule fois. Ce son rauque, que les auteurs désignent sous le nom de *toux croupale,* a quelque analogie avec les cris d'un jeune coq ou d'une chèvre. L'enfant s'agite brusquement; le pouls est irrégulier, intermittent, souvent entrecoupé; le visage est rouge et gonflé, la parole impossible; le larynx devient douloureux, de sorte que l'enfant porte souvent les mains à son cou, comme pour en arracher l'objet de ses angoisses.

Cette marche n'est pas uniforme chez tous les sujets; mais chez tous indistinctement la maladie offre une très-grande gravité, si on ne l'attaque pas dès son début.

Il faut donc que les mères et les nourrices se conforment aux précautions que nous leur avons indiquées pour éviter aux enfants les dangers des brusques variations de la température; mais à la première apparition des symptômes précurseurs, avant l'invasion de la maladie, il faut de suite recourir au médecin.

Toutefois, on peut résider à la campagne, et en attendant l'arrivée du médecin, le mal fait des progrès. L'essentiel, dans ce cas, est de provoquer de continuels vomissements, désignés par les expressions de *médecine perturbatrice.* En même temps, si l'on a affaire à un enfant robuste, il sera utile de pratiquer une saignée du bras, que l'on conforme à l'âge et à la force du sujet.

Si le son croupal conserve son intensité, sa raucité, on recourra à une application de quatre ou six sangsues sur la face antérieure du cou, le long du larynx, en surveillant avec le plus grand soin l'écoulement du sang. A la chûte des sangsues, on appliquera, sur la région qu'elles ont piquée, un cataplasme émollient de farine de graines de lin, et l'on peut passer un lavement de son avec addition de deux cuillerées à bouche de miel et d'huile d'olive, afin de débarrasser le tube intestinal, car presque toujours le croup est accompagné de constipation.

La diète absolue est de rigueur, ainsi que le repos. Si l'enfant est altéré, quoiqu'il boive difficilement, on lui donnera de l'eau gommée à la température de la chambre, qui doit être douce et modérée.

La durée du croup est généralement de trois, quatre, cinq ou six jours à partir de l'invasion; il peut se prolonger davantage, mais c'est rare; et la variété la plus dangereuse est celle qui ne dure que trente-six à quarante-huit heures, alors le croup a un caractère presque foudroyant.

Nous insistons sur les dangers et la gravité de cette affection, pour que l'on ne se repose que sur le médecin du soin de la combattre, et surtout pour qu'elle ne soit point provoquée par des imprudences. En admettant même une guérison complète, il importe de prévenir les rechutes. Pour cela, l'enfant doit séjourner huit à dix jours en hiver, un peu moins en été, dans un appartement d'une température égale, de dix à douze degrés Réaumur, avant de lui permettre une première sortie qui n'aura lieu que par un beau temps, et vers l'heure de midi. Encore, dans cette sortie, que le médecin seul peut permettre, on défendra l'enfant contre l'impression de l'air extérieur par une bandelette de flanelle autour du cou, et par des vêtements suffisants.

Même alors, on ne donnera le lait de la nourrice qu'à petites doses, et de temps en temps un peu d'eau sucrée ou gommée. Si l'enfant est sevré, il peut prendre quelques soupes légères, et à l'âge de six à huit ans, un peu de blanc de volaille, en n'arrivant que par degrés à un régime légèrement réparateur.

CHAPITRE X.

INFLAMMATION DE L'ESTOMAC.

Organe principal de la digestion, l'estomac a une trop haute importance dans l'organisation pour que le moindre dérangement qu'il éprouve ne concentre pas toute l'attention des parents sur l'état des enfants qui ressentent une affection de ce genre. Au nombre de ces affections, nous signalerons en premier lieu *l'inflammation* désignée scientifiquement par le terme de *gastrite*.

Indépendamment des prédispositions particulières que peuvent avoir certains sujets, plusieurs causes contribuent à déterminer l'inflammation de l'estomac. Tels sont un lait échauffé donné par la nourrice, un excès d'alimentation, soit en lait, soit en soupes, la diète prolongée, de fréquentes indigestions, les brusques variations atmosphériques, des purgatifs imprudemment administrés par la mère ou la nourrice, à l'insu du médecin, une trop grande pression exercée sur l'estomac.

Ces causes générales une fois connues, sans que nous ayons besoin d'en prolonger l'énumération, il nous suffira de recommander aux mères et aux nourrices de les éviter; et, malgré toutes les précautions prises, si l'inflammation a lieu, comme elle se révèle par une soif intense, accompagnée du manque d'appétit; qu'il y a chaleur à la peau, fréquence du pouls; que la langue est rouge aux bords, muqueuse à la base, le ventre ballonné; que quelquefois se manifestent des nausées, des éructations, et même des vomissements de matières verdâtres, la présente du médecin est indispensable.

Chez les enfants, une inflammation d'estomac peut être causée par une simple indigestion; mais en même temps, il y a trop souvent des phénomènes cérébraux qui la compliquent, pour qu'on se permette de négliger cette maladie.

C'est ainsi que l'on voit se manifester chez les nouveau-nés de l'assoupissement, presque de la somnolence, et qu'arrivent parfois des convulsions.

Le plus grand inconvénient dans l'inflammation d'estomac chez les enfants, c'est qu'elle gagne le tube intestinal et cause une inflammation de ventre (*entérite*).

Il faut donc attaquer l'inflammation d'estomac dès son début, supprimer l'allaitement, et à plus forte raison les panades, remonter aux causes pour détruire les effets, et empêcher par là des complications toujours graves dans un âge aussi tendre, où le malade ne peut pas fournir la moidre indication, et où toute médication énergique est en quelque sorte interdite en raison des dangers sérieux qu'elle présente.

Mais dans le cas où le médecin retenu auprès d'un autre malade ne pourrait pas accourir immédiatement, on ne risque rien d'appliquer sur le ventre de l'enfant un léger cataplasme de farine de graines de lin ; on recourra ensuite à un petit lavement d'eau de son ou de racine de guimauve ; on donnera aussi à l'enfant quelques cuillerées à café d'eau sucrée ou d'eau légèrement gommée, à la température de la chambre. Un bain de pieds avec de l'eau tiède, pendant six à huit minutes, et, au sortir de ce bain, un cataplasme émollient, appliqué en forme de bottines sur les pieds jusqu'à la hauteur des chevilles, sont encore des moyens très-propres à calmer la douleur. Nous défendrons expressément le dangereux emploi de la moutarde, qui peut provoquer les accidents que l'on cherche à combattre. A moins de complication sur laquelle le médecin seul peut se prononcer, après avoir examiné le malade, ce traitement inoffensif doit non-seulement arrêter les vomissements, mais encore préparer la guérison de l'inflammation de l'estomac et empêcher celle du ventre.

DIARRHÉE. — Dévoiement, cours de ventre, symptôme ordinaire de l'inflammation du ventre. Les déjections alvines, connues sous le nom de *diarrhée muqueuse et séreuse,* proviennent de plusieurs causes, parmi lesquelles nous désignerons les altérations subies par le lait de la nourrice ; ce lait, quoique excellent, pris en trop grande quantité et non digéré ; le refroidissement de l'enfant ; le lavage à l'eau froide, un sevrage trop brusque ; le défaut de contractilité de l'intestin qui se distend comme une poche inerte et ne réagit pas sur les substances dont il est rempli. Il y a aussi des diarrhées causées par la dentition ; nous nous occuperons de celles-là à leur chapitre spécial.

Dès que la fréquence des selles révèle la diarrhée, on n'attendra pas que les matières prennent une teinte verdâtre, puis plus sombre, gradations de nuances qui en caractérisent la gravité. On combattra de suite la diarrhée par la diète, comme on a fait à l'égard des vomissements. Des boissons d'eau gommée, de petits lavements amidonnés, des cataplasmes émollients sur le ventre, peuvent également être employés avec succès ; mais avant tout il importe de consulter le médecin pour qu'il distingue la nature de la diarrhée et qu'il la combatte spécialement.

La diarrhée peut encore avoir pour cause déterminante une affection morale, l'envie, par exemple, laquelle est assez fréquente chez des enfants qui voient leur frère ou leur sœur objet d'une prédilection excessive. Ce sentiment se développe quelquefois de très-bonne heure, et il offre de graves inconvénients par les conséquences qu'il a sur la santé. En pareil cas, il est urgent de dissiper l'affection morale pour remédier à l'affection morbide. Le cœur des mères, auxquelles nous adressons cet avertissement, saura fort bien se passer des secours de la science pour rassurer et guérir la pénible susceptibilité d'un enfant.

DYSENTERIE. — Inflammation du gros intestin (intestin colon) *colite*. Cette affection se rencontre assez fréquemment chez les enfants, avec un caractère de gravité qui réclame beaucoup de soins.

Comme chez les adultes, la dysenterie se divise, chez les enfants, en aiguë et chronique. L'invasion de la dysenterie aiguë est brusque, accompagnée de douleurs de tête, quelquefois de vomissements; des coliques douloureuses, de pénibles épreintes dans le ventre tourmentent l'enfant, qui fait de constants efforts pour aller à la selle. Les matières qu'il rend sont peu abondantes, de couleur blanchâtre; elles ressemblent à du blanc d'œuf demi cuit, et souvent elles sont mêlées de sang. Une fièvre intense, une soif ardente, et le ventre brûlant, accompagnent encore la dysenterie, dont les symptômes durent ordinairement trois jours, après lesquels la maladie prend un caractère plus grave ou marche vers la guérison.

En face des symptômes dangereux que nous venons d'indiquer et qui révèlent la dysenterie, aucune mère de famille ne doit négliger l'appel immédiat du médecin. En attendant qu'il arrive, on doit mettre l'enfant à la diète, et comme moyens de soulagement, nous rappellerons ce que nous avons dit pour la diarrhée : l'emploi de boissons mucilagineuses, des cataplasmes émollients appliqués sur le ventre, de petits lavements amidonnés, enfin le repos absolu.

La dysenterie est quelquefois épidémique, surtout pendant les saisons humides et froides, et dans les contrées marécageuses, elle peut encore devenir contagieuse. Ainsi on a remarqué qu'un enfant pourrait prendre la dysenterie en s'asseyant sur la chaise percée qui a reçu les déjections alvines d'un enfant atteint de cette affection.

Les coliques, la constipation, le *ténesme*, c'est-à-dire une envie continuelle, douloureuse et presque inutile d'aller à la selle, n'étant que des symptômes qui caractérisent divers états de souffrance du ventre, nous n'avons pas besoin d'en parler d'une manière spéciale, puisque leur guérison rentre naturellemen dans les conseils que nous venons de donner.

CARREAU.

Le *carreau*, sous ce nom sont vulgairement désignées deux maladies distinctes pour lesquelles la science a plusieurs dénominations : *entérite chronique, atrophie mésentérique, rachialgie mésentérique*, etc. Ainsi le terme de *carreau* sert à désigner l'inflammation du ventre avec engorgement des ganglions du mésentère, et la dégénérescence tuberculeuse de ces ganglions. Cette maladie, plus particulière à l'enfance, peut aussi se manifester à d'autres époques de la vie. M. le professeur Guersant, de Paris, a remarqué que, dans *l'hôpital des Enfants*, dont il est médecin en chef, la proportion des *tubercules mésentériques* est à peu près de sept à huit pour cent chez les jeunes filles et de cinq à six pour cent chez les jeunes garçons.

Comme causes déterminantes du carreau, on reconnaît celles de l'inflammation gastro-intestinale, d'estomac, ayant une action lente, continue et pour ainsi dire chronique. Les mêmes causes qui produisent l'inflammation du ventre peuvent aussi occasioner le carreau, qui est encore la conséquence, le résultat de ces deux inflammations de l'estomac et du ventre *(gastro-entérite)*, prolongées, qui n'ont pas été guéries et qui ont passé à l'état chronique.

Cette maladie peut aussi provenir de l'humidité de la chambre où loge l'enfant, du froid, de fréquentes indigestions, d'une nourriture qui n'est pas en rapport avec les facultés digestives du sujet, telle que le lait de vache pur donné au biberon, les bouillies massives et compactes, le bouillon, le café, donnés à des enfants trop jeunes ; l'usage des purgatifs administrés à l'insu du médecin. MM. les docteurs Roche, Sanson et Lenoir indiquent aussi comme causes l'excès des aliments farineux, et l'allaitement d'une nourrice scrofuleuse, et surtout d'une nourrice phthisique. L'état de misère et de privation de la nourrice, ne donnant à l'enfant qu'un lait séreux et peu nourrissant, contribue encore à cette dangereuse affection.

Nous trouvons dans les *Nouveaux éléments de Pathologie médico-chirurgicale* de MM. les docteurs Roche, Sanson et Lenoir, de Paris, quelques observations que nous croyons devoir reproduire sur les symptômes du carreau :

« Dans les descriptions que les auteurs ont jusqu'ici données du carreau, on trouve confondus les symptômes propres à cette affection et ceux qui appartiennent à l'entérite chronique. On donne cependant comme appartenant plus spécialement au carreau : la tuméfaction et la sensibilité du ventre, les vomissements glaireux ; une diarrhée de matières fécales de couleur grise, ressemblant à de l'argile, et qui al-

terne quelquefois avec de la constipation; la perte
de l'appétit, parfois une sorte de voracité; du malaise
après le repas; de temps en temps, et principalement
vers le soir, un peu d'accélération du pouls, la sécheresse de la peau et l'amaigrissement de la face et
des membres. Mais il est évident que la plupart de
ces symptômes se rencontrent plus ordinairement
avec l'inflammation chronique de la membrane muqueuse intestinale.

» Quels sont donc les signes auxquels on peut
reconnaître le *carreau?* Si, comme nous avons cru
devoir le faire, on n'applique plus cette dénomina-
tion qu'aux tubercules mésentériques, on est presque
tenté de répéter avec M. Guersant, qu'il n'est possible de constater cette maladie que par le toucher.

» La tuméfaction du ventre, l'amaigrissement des
extrémités inférieures et le dérangement des fonctions digestives sont des signes communs à l'entérite
avec engorgement des ganglions mésentériques et à
l'affection tuberculeuse de ces ganglions. Tant qu'on
se borne à un coup d'œil superficiel, on ne peut
parvenir à distinguer l'une de l'autre ces deux affection; mais si l'on examine moins superficiellement,
si l'on analyse son observation, on parvient quelquefois à préciser le diagnostic.

Ainsi, par exemple, lorsque les signes que nous
venons d'indiquer sont accompagnés de soif habi-
tuelle, de chaleur et de sécheresse de la peau, d'une

douleur sourde dans un des points de la région ab-
dominale, de déjections glaireuses ou verdâtres,
d'amaigrissement de la figure avec étirement des
traits, et d'accélération du pouls, et que tous ces accidents augmentent après le repas, et principalement après l'ingestion d'aliments de nature exci-
tante, la maladie consiste évidemment dans une
inflammation de la membrane muqueuse intestinale.

» Lorsque, au contraire, on n'observe aucun de
ces derniers symptômes, que le malade est scrofu-
leux ou phthisique, que sa peau est comme étiolée,
et habituellement humide plutôt que sèche, que la
diarrhée n'est formée que par des aliments mal di-
gérés, que ni les repas ni la nature des aliments
n'influent d'une manière sensible sur la maladie
elle-même, ce qui arrive assez souvent, il est presque
certain que le malade est affecté de tubercules dans
le mésentère.

» Mais, il faut en convenir, ce ne sont pas les
cas les plus communs que ceux où l'on observe les
caractères des deux maladies aussi tranchés que nous
venons de les décrire. Loin de là : il est plus ordinaire d'observer une telle combinaison de symptômes propres à l'une et à l'autre affection, qu'il devient très-difficile de savoir à laquelle des deux on
a affaire: c'est ici que l'étude des causes devient d'un
grand secours.

» Si la maladie s'est développée sous l'influenc

d'un sevrage mal dirigé, ou à la suite de l'abus des médicaments irritants, ou enfin par l'effet d'une alimentation trop stimulante, il est plus que probable que c'est une entérite.

» Au contraire, on devra plutôt pencher à croire à l'existence d'une affection tuberculeuse du mésentère, si le mal a pris naissance sous l'influence de l'allaitement par une nourrice misérable ou phthisique, ou d'une alimentation composée presque exclusivement de farineux, ou d'une habitation humide et privée de l'action solaire.

» Enfin dans les cas où toutes ces données sont encore insuffisantes pour dissiper l'incertitude, il faut se servir du traitement lui-même comme d'une pierre de touche. »

Qu'il nous soit permis d'ajouter à ces citations quelques observations personnelles que nous avons recueillies sur le *carreau*.

A notre retour de Paris, où nous avions suivi pendant deux années l'hôpital des petits enfants, sous les plus grands maîtres dans cette spécialité, MM. Jadelot et Guersant père, nous fûmes nommé, à Enghien, médecin de l'hôpital civil et médecin des pauvres de cette ville, qui compte environ 4,000 habitants. Dans notre circonscription médicale se trouvaient 1,500 pauvres.

Précisément, comme on l'a lu plus haut, le *carreau* frappe surtout les enfants des familles indi-

gentes qui ne se trouvent pas dans de bonnes conditions hygiéniques sous le rapport du logement, de
la nourriture, des soins de propreté.

Le fait est qu'à notre début à Enghien, nous eûmes
à soigner plusieurs petits enfants, de 2 à 3 ans,
presque tous appartenant à des familles pauvres. Ces
malheureuses créatures étaient atteintes, depuis plusieurs mois, d'une diarrhée chronique qui les ré-
duisait à un véritable état de marasme. Des logements
bas, obscurs, humides, privés des rayons bienfai-
sants du soleil; une mauvaise alimentation ajoutant à la souffrance des organes digestifs, l'absence
de tout régime régulier, contribuaient à la gravité
d'une affection qui ne se lisait que trop sur ces fi-
gures maigres, pâles, grippées comme la face des
vieillards.

La peau sèche et terreuse, l'intérieur des narines
d'un rouge foncé, une fièvre continue avec redoublements dans la soirée, une sueur abondante durant
la nuit, le ventre fortement ballonné, un engorgement des ganglions que l'on distinguait en palpant le
ventre et aux aines, des selles liquides après les repas et ayant beaucoup de ressemblance avec l'argile,
des urines rares et sédimenteuses : voilà ce qui nous
frappa chez ces enfants.

Pour lutter contre une affection aussi grave, il
fallut recourir aux principes et aux leçons de
MM. Jadelot et Guersant; mais nous étions en pré-

sence de créatures chétives, épuisées; ce qui ne permettait pas d'employer la médication qui, quelques mois plus tôt, aurait très-bien réussi.

Nous fîmes placer ces enfants, pendant plusieurs heures de la journée, au grand air, et particulièrement au soleil; la chaleur et la lumière exerçant une active influence sur ce genre de maladie; on renouvela leurs lits qui furent tenus avec une grande propreté; l'emploi de chemises de flanelle, indépendamment de la chaleur qu'elles procurent, vint stimuler légèrement la peau; et des frictions sèches avec une brosse douce ou un morceau de flanelle furent pratiquées aux extrémités supérieures et inférieures, ainsi qu'à la colonne vertébrale.

Comme l'état fébrile persistait, la diète fut rigoureusement maintenue. On recouvrit le ventre d'un cataplasme émollient renouvelé le matin, à midi et dans la soirée. De petits lavements amidonnés, ayant l'épaisseur et la consistance de l'huile, furent administrés, à plusieurs reprises, deux et trois fois par jour.

Contre une diarrhée opiniâtre, dont se trouvaient affectés deux de ces enfants, il fallut recourir à l'application d'une sangsue à l'anus, mais en bien surveillant l'écoulement du sang, car les sujets étaient épuisés par une maladie qui, n'ayant point été arrêtée à son état aigu, avait passé rapidement à l'état chronique. Comme boisson, fut donnée une légère

tisane d'orge perlé, édulcoré avec des sirops de sucre.
Ils prenaient aussi, pour varier leurs boissons, un
léger mucilage de gomme arabique avec addition de
sirop de framboise ou de groseille ; et lorsque l'état
de l'estomac et des intestins le permit, ils buvaient
de trois en trois heures une demi-tasse de lait coupé
et sucré.

Ce breuvage étant bien supporté, les malades purent prendre une petite soupe au lait, une demi-
tasse de bouillon de poulet ou de veau, en alternant
avec une soupe légère de riz à l'eau, de manière à
rétablir peu à peu l'estomac et les intestins, avant
de permettre des aliments plus réparateurs.

Dans le but de combattre l'engorgement des ganglions mésentériques, nous appliquions sur l'abdomen
un large emplâtre de Vigo, laissé en contact avec
cette région pendant dix à douze jours, en surveillant attentivement la salivation qui parfois se mani-
festait assez vite. Plus tard nous prescrivîmes des
bains de mer artificiels, au moyen d'un kilogramme
de sel brut dissous dans une quantité d'eau suffisante, d'abord exposée pendant quelque temps aux
rayons du soleil.

Tandis que le petit malade était dans ce bain tiède
d'eau salée, on lui frictionnait les membres et la colonne vertébrale avec une éponge trempée dans le
bain.

Aujourd'hui, pour faire disparaitre l'engorgement

des ganglions, les vertus bien prouvées de l'huile de foie de raie et de l'huile de foie de morue peuvent dispenser, par leurs excellents effets, des divers moyens thérapeutiques que l'on employait jadis.

La méthode que nous venons d'indiquer fut, après un laps de temps assez long, couronnée d'un plein succès.

Du reste, nous devons rassurer les mères de famille à l'égard du *carreau :* les causes bien connues de cette grave affection peuvent s'éviter dans les maisons riches et aisées, où son invasion est en effet très-rare; mais lorsque les circonstances, que signalent les auteurs les plus célèbres, viennent par malheur à se rencontrer, et à déterminer cette affection, on peut, nous le répétons, la combattre d'une manière victorieuse, surtout en l'attaquant au début, et en persévérant à suivre une méthode rationnelle de traitement pour lequel le médecin est indispensable.

CHAPITRE XI.

CORYZA. — RHUME DE CERVEAU. — CATARRHE NASAL.

On nomme *coryza* l'inflammation de la membrane muqueuse qui tapisse les fosses nasales. C'est presque toujours un refroidissement qui occasione le coryza, qui chez les enfants surtout, à cause de la petite dimension des fosses nasales, gène beaucoup les fonctions respiratoires.

Le coryza, plus connu sous le nom de rhume de cerveau, est une affection très-légère chez les adultes ; mais elle peut devenir dangereuse pour les enfants, surtout pour les nouveau-nés.

M. le docteur Rayer, médecin à l'hôpital de la Charité de Paris, a tracé, dans la *Revue médicale,* le tableau fidèle de cette maladie.

« Le nez est quelquefois rouge, gonflé ; il s'en échappe un liquide plus ou moins épais, parfois purulent ; il s'y forme des croûtes qui empêchent le passage de l'air; la respiration est gênée et accompagnée d'un sifflement nasal caractéristique. Elle se fait par la bouche qui reste béante. L'enfant ne peut plus téter ou ne tette qu'avec peine. Quand il prend le sein, à peine a-t-il fait une ou deux succions qu'il est obligé de se retirer. Il étouffe; la respiration n'a pu s'opérer par le nez, qui est bouché; sa face est congestionnée, et il pousse des cris violents, qui le font quelquefois tomber en pamoison. On est obligé de le nourrir à la cuillère. Cette position est, comme on le voit, assez inquiétante. Elle compromet la vie de l'enfant qui risque de mourir de faim, s'il est très-jeune. Elle est beaucoup moins grave chez les enfants plus âgés. »

Nous n'ajouterons rien à cette description de MM. Rayer et Bouchut, qui suffira pour éveiller toute la sollicitude des mères de famille.

Les moyens les plus convenables à employer contre le coryza sont les topiques émollients sous la forme d'injection nasale, faite avec une décoction ou une infusion de racine de guimauve. On se sert pour cela d'une petite seringue en étain, avec ouverture de la canule large et arrondie.

La diète doit être proportionnée à l'intensité de la maladie; par conséquent il est des cas où le médecin la prescrit absolue.

Mais en l'absence du médecin, à la campagne par exemple, la mère ou la nourrice peuvent employer avec succès des frictions sèches sur la peau des bras et des jambes avec un morceau de flanelle, frictions que l'on renouvelle le soir et le matin. Il convient aussi d'administrer soir et matin un bain de pieds légèrement salé ; on peut recourir à une fumigation de violettes et de feuilles de mauves.

Des cataplasmes émollients placés sur les pieds ; une température égale et douce, maintenue de jour et de nuit ; pour boissons une infusion de fleurs de tilleul, de violettes et de la racine de réglisse, complètent le traitement.

Il importe de tenir le ventre libre. En cas de constipation, on administrera un petit lavement émollient de racines de guimauve, ou d'eau de son miellée.

Nous ne rappellerons pas que l'enfant doit séjourner dans la chambre, à l'abri du froid, de l'humidité, des courants d'air, jusqu'à parfaite guérison, qui se manifeste par la liberté de la respiration, l'épanouissement de la physionomie et la cessation de tous les accidents plus haut signalés.

LARYNGITE AIGUE.

Laryngite aiguë : désignation scientifique de l'inflammation de la membrane muqueuse, qui tapisse les voies aériennes, le *larynx* qui est situé à la partie antérieure et supérieure du cou, outre la base de la langue et la trachée artère.

Cette membrane muqueuse qui tapisse le larynx, organe dans lequel se produit la voix, étant en continuel contact avec l'air atmosphérique, a pour cause fréquente de maladie le refroidissement.

On sait, et tous les médecins sont d'accord sur ce point, qu'il existe entre *la peau et la membrane muqueuse* un rapport d'action qui fait que lorsque la transpiration de l'une diminue, celle de l'autre augmente pour y suppléer.

Ainsi, pendant l'été, la transpiration cutanée se trouve très-abondante, et la transpiration pulmonaire très-faible; c'est tout le contraire durant l'hiver. Il y a là un puissant motif de précautions à prendre, à l'égard des enfants en bas âge que l'on transporte dans des jardins publics, sur les boulevards, dans les rues, en oubliant qu'une grande partie de l'Europe a un climat pluvieux, humide, souvent rigoureux; ce qui offre d'autant plus de péril pour le premier âge de la vie, que l'enfant ne dégage pas encore assez de calorique par lui-même, comme nous l'avons déjà fait observer.

La *laryngite aiguë* peut attaquer tous les sujets sans distinction de sexe, d'âge, de tempérament, mais elle frappe presque exclusivement l'enfance, et plutôt les garçons que les filles.

L'impression d'un air froid et chargé d'humidité, l'action du vent pendant une promenade dans un lieu découvert, les pieds mouillés, des cris prolongés, le lavage à l'eau froide, un courant d'air, des sorties sans précaution de grand matin ou dans la soirée, de l'eau froide bue dans un moment où l'enfant a chaud, un tapis de gazon sur lequel on place imprudemment ces petites créatures : voilà quelques causes de laryngites que nous devons signaler à la sollicitude des mères, des nourrices, des bonnes, pour qu'on ait soin de les éviter.

Nous insisterons principalement sur la funeste négligence de la plupart des bonnes, qui découvrent le cou des enfants, et dans les jardins publics, comme le Parc, les Tuileries, le Luxembourg, etc., les asseoient sur le gazon trempé de rosée, ssns s'inquiéter du danger d'un pareil siége. Les pluies d'averse et la chute de la neige sont très-dangereuses.

Il est rare que la laryngite se produise spontanément ; elle succède ordinairement à un *coryza* (rhume de cerveau, enchiffrènement).

Comme symptômes, nous signalerons aux mères de famille et aux nourrices la gêne de la respiration, l'altération des cris, surtout dans leur timbre ; l'inflammation devenant plus intense, l'altération du cri augmente ; il est sourd, et même ne se fait plus entendre. A ces symptômes se joignent une toux et de la douleur qui s'accroit à la moindre pression exercée sur le larynx. L'inspiration est aussi douloureuse, elle provoque une toux déchirante. La gorge est sèche, la soif ardente, le pouls accéléré, la peau chaude, et la face rouge révèle une pénible anxiété.

Dès que l'on s'aperçoit des premiers symptômes de la laryngite chez un enfant à la mamelle, il faut ne lui laisser prendre que peu de lait à la fois, en le faisant téter assez fréquemment. Mais on suspendra l'allaitement pour les sujets dont la déglutition est douloureuse et l'inflammation très-intense. C'est la première précaution à adopter en attendant l'arrivée du médecin, qui veillera sur le régime alimentaire de la nourrice.

On peut recouvrir le cou d'un léger cataplasme émollient, et au besoin appliquer une ou deux petites sangsues sur les faces latérales du cou, et cela selon la force et l'âge du sujet, en ayant bien soin de surveiller l'écoulement du sang.

Il est essentiel de ne pas appliquer de sangsues la nuit, car de graves accidents ont eu lieu de cette manière par le sommeil de la bonne chargée de veiller à l'écoulement du sang. Du reste, nous ne pouvons trop répéter qu'il faut appeler le médecin.

Nous recommanderons encore d'éviter de serrer le maillot de l'enfant, pression qui peut développer aussi de nouvelles complications.

Après la chute des sangsues, on applique un cataplasme émollient sur le cou et les pieds. Si l'enfant est constipé, il est bon de recourir à un petit lavement de graines de lin, ou de guimauve, ou de son avec addition d'une cuillerée à bouche d'huile d'olive. Un bain de pieds avec un peu de sel est aussi très-utile.

Lorsque le ventre ne révèle pas de contre-indication, on peut administrer un lavement avec de l'eau tiède. Pour boissons, de l'eau à la température de la chambre, édulcorée par un des sirops suivants : gomme, guimauve, groseille, framboise. On maintiendra l'enfant dans une température douce et égale, en évitant de le laisser crier.

La maladie une fois disparue, on épargnera soigneusement au convalescent les brusques transitions de l'atmosphère, et on ne l'exposera à l'air libre que lorsqu'il n'y aura plus de danger de rechute.

BRONCHITE AIGUE OU CATARRHE.

On donne le nom de *bronchite* à l'inflammation de la membrane muqueuse des bronches ; affection également désignée par les noms de rhume, lorsqu'elle est légère, et de catarrhe pulmonaire en cas d'intensité.

Les enfants à la mamelle sont très-prédisposés à contracter cette maladie.

Les causes les plus fréquentes, et presque uniques, sont le froid et l'humidité agissant sur toute la peau, ou seulement sur les pieds, les épaules, la poitrine ; nous signalerons encore l'ingestion d'un liquide froid quand le corps est en transpiration, l'inspiration d'un air glacé, les cris continuels de l'enfant, des promenades par une température rigoureuse ou pluvieuse, surtout en hiver ; les brusques variations atmosphériques, enfin l'usage trop répandu de vêtir à demi les enfants à un âge où ils ne développent pas tout le calorique dont ils ont besoin.

Les causes de la maladie connues, voyons les moyens de la guérir.

Et d'abord il est urgent de faire appeler le médecin, afin de prévenir des complications dangereuses.

Le traitement de la bronchite aiguë est subordonné à des circonstances spéciales qu'il est impossible de prévoir d'avance ; par conséquent il ne peut pas être identique dans des cas qui diffèrent essentiellement.

La bronchite partielle offre ordinairement peu de gravité ; elle cesse au bout de quelques jours. Il n'en est pas ainsi de la bronchite intense. Mais dans l'une comme dans l'autre, il importe d'observer rigoureusement les principes de l'hygiène. L'enfant doit être placé dans une atmosphère tiède et égale, et protégé contre le froid par des vêtements plus chauds que ceux qu'il porte habituellement.

On lui administre des boissons adoucissantes et pectorales, à la température de l'appartement, telles que infusion de fleurs de mauves, de violettes, une décoction de figues. On proportionnera la diète à l'état de souffrance des organes, et elle sera rigoureuse en cas de gravité.

Soir et matin, le petit malade doit prendre un bain de pieds, au sortir duquel on a soin de lui envelopper les pieds avec un cataplasme de farine de graines de lin. On appliquera aussi sur la face antérieure de la poitrine un cataplasme semblable, de l'épaisseur d'une pièce de cinq francs ; il doit être bien cuit et mis en contact avec la peau, et non entre deux linges comme cela se fait trop souvent.

Généralement, ces moyens, si simples et si puissants malgré leur simplicité, se trouvent contrariés dans leurs heureux effets par l'imprudence des personnes qui les appliquent. Pour s'excuser, elles vous disent : un bain de pieds, un cataplasme, cela ne demande pas de précautions. C'est toujours la même chose.

Et l'on oublie la nature du vase à employer, le degré de température de l'eau, le temps que les pieds doivent rester dans le bain. Aussi, loin de guérir le mal, quelquefois on l'aggrave.

En 1846, nous donnions des soins au jeune enfant d'un honorable négociant de Bruxelles ; cet enfant,

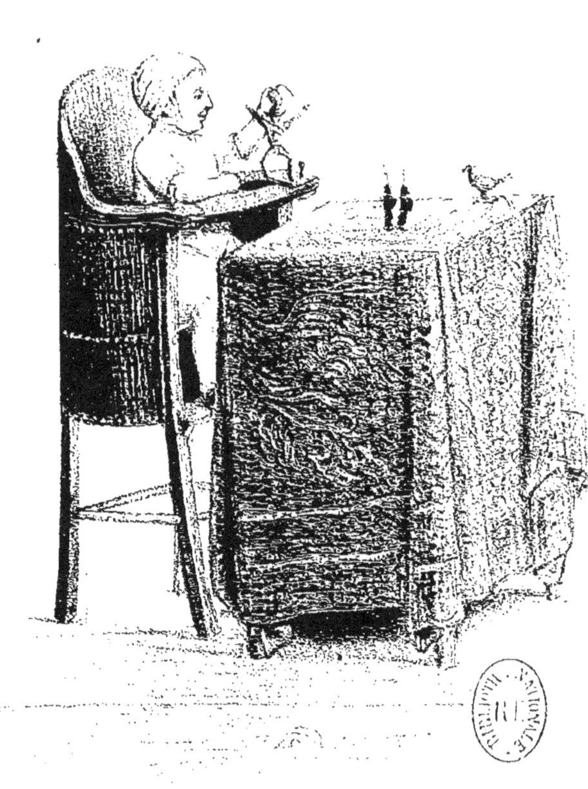

àgé de 2 ans, avait été imprudemment exposé à la pluie dans une promenade à la campagne, et il avait pris un refroidissement qui détermina une bronchite très-aiguë.

Nous prescrivîmes le séjour dans la chambre maintenue à une température de 12 à 15 degrés Réaumur, une diète sévère, un bain de pieds le soir et le matin ; et comme il y avait constipation, on lui administra un lavement émollient avec décoction de son et adjonction d'une cuillerée de miel et d'huile d'olive, tandis qu'il devait boire une décoction d'orge édulcorée par du sirop de gomme.

Avant de quitter le malade, nous ordonnâmes l'application d'un léger cataplasme de farine de graines de lin sur la poitrine et sur les pieds.

La bonne chargée de soigner l'enfant et d'exécuter nos prescriptions nous laissait à peine le temps de les formuler. — Je connais cela, disait-elle, je l'ai pratiqué chez madame...... chez monsieur.... j'ai l'habitude de ces détails.

Nous partîmes à 5 heures du soir, laissant le petit malade dans un état très-satisfaisant ; mais à 2 heures du matin un domestique arrive tout alarmé et nous annonce que l'enfant suffoque, qu'il est en danger.

Nous accourons, et nous trouvons une chambre qui ressemblait à une fournaise, plus de trente degrés de chaleur ; l'enfant était accablé sous le poids de trois grosses couvertures ; sur sa poitrine, un cataplasme de plus d'un demi-kilogramme, entre deux linges, enfin, au lieu du léger cataplasme sur les pieds, une immense serviette, chargée de farine de graines de lin, emmaillotant les deux jambes jusqu'aux genoux, et de plus une large bandelette liant le tout.

Notre premier soin fut d'abaisser la température, de changer les cataplasmes, d'écarter les couvertures inutiles, et de transporter l'enfant dans une chambre voisine, légèrement chauffée, enfin de réparer tout le mal qu'avait fait l'excès de zèle de la bonne, *si expérimentée en paroles.*

Au bout d'une heure, notre présence n'était plus nécessaire; le petit malade se livrait à un sommeil tranquille et réparateur qui dura jusqu'au lendemain à huit heures du matin, et à la fin de la semaine il était entièrement rétabli.

Ce fait nous dispense d'entrer dans d'autres détails; il nous suffira de recommander les plus grandes précautions pour éviter les rechutes, et surtout pour empêcher que la bronchite aiguë ne passe à l'état chronique. C'est dans ce but que la présence du médecin est nécessaire au début de cette affection, dont le caractère insidieux n'éveille pas assez la sollicitude des mères de famille, ou des personnes chargées de surveiller des enfants.

PNEUMONIE OU FLUXION DE POITRINE.

La *pneumonie* ou fluxion de poitrine consiste dans l'inflamation du *parenchyme pulmonaire*. Cette maladie, beaucoup modifiée par l'âge du sujet qui l'éprouve, se présente avec des caractères différents, selon qu'elle se manifeste chez un enfant, un adulte, un vieillard.

C'est à des médecins français, MM. les docteurs Billard, Valleix, Trousseau, que nous devons les recherches les plus estimées sur cette grave affection.

Dans la première période de l'existence, la pneumonie est assez commune: elle se déclare à cette époque sous diverses formes; la plus simple est l'état aigu, dont elle parcourt les périodes avec le caractère des affections franchement inflammatoires.

La pneumonie est d'autant plus fréquente chez les enfants du premier âge qu'elle se rapproche davantage de la date de leur naissance. Elle se manifeste aussi souvent chez les garçons que chez les filles, mais plutôt en hiver qu'en été.

La pneumonie des enfants à la mamelle commence toujours comme un simple catarrhe bronchique. Il y a tristesse et même abattement chez le jeune sujet qui prend le sein avec moins d'empressement, crie à la plus légère contrariété, et a bientôt la fièvre. La toux et les mouvements respiratoires sont accélérés et augmentés d'une manière visible. Ces symptômes ont une durée de 24 à 48 heures. S'ils disparaissent, ou bien s'ils sont stationnaires, sans faire de progrès, la maladie n'est qu'un catarrhe.

Mais dans le cas où ces symptômes persistent et s'aggravent, il faut que le médecin combatte sérieusement la pneumonie.

L'enfant est alors inquiet, souvent très-agité; tout lui déplaît, il ne voit même qu'avec peine le sein qui le nourrit. Cependant l'appétit n'éprouve pas de perturbation, l'enfant ne vomit pas, il n'a point de diarrhée; mais la peau, d'abord modérément chaude, devient brûlante à des intervalles irréguliers, et le pouls s'élève en raison du développement de la chaleur.

La toux, plus fréquente, revient quelquefois par quintes; la respiration est troublée, ce dont on s'aperçoit aussi à l'accélération et au désordre des mouvements, enfin à l'état d'angoisse que révèle la face, et que trahissent la dilatation et la contraction précipitée des narines.

Enfin, après un laps de temps plus ou moins long, la respiration s'embarrasse, se ralentit; la fièvre persiste, et présente des redoublements marqués; l'enfant s'agite, mais sans verser des larmes, comme l'a consigné M. le docteur Trousseau. La face pâlit, devient livide et froide; les traits s'altèrent, les pupilles se dilatent, et l'enfant ne tarde pas à succomber par asphyxie.

Le docteur Bouchut, auteur d'un excellent travail sur les maladies des nouveau-nés, dit que lorsqu'un jeune enfant présente quelques-uns des symptômes qui peuvent faire soupçonner l'existence d'une fluxion de poitrine, il faut se hâter de lui donner à prendre une légère infusion émolliente ou pectorale tiède; infusion de fleurs de tilleul avec addition de racine de réglisse, ou une infusion de fleurs de violettes avec fleurs de mauves, édulcorée par du sirop de gomme ou de guimauve.

Il faut couvrir l'enfant avec soin, entretenir la chaleur de l'atmosphère qui l'environne, et le tenir sur les bras le plus souvent possible. On doit encore diminuer la ration de ses aliments.

Nous dirons que dans le cours de notre carrière, nous avons obtenu d'excellents résultats de l'application de cataplasmes émollients sur la face antérieure de la poitrine, renouvelés le matin, à midi et le soir. Ces cataplasmes doivent aussi être appliqués sur les pieds.

En cas de constipation, administrer un petit lavement émollient, prescrire une diète sévère, donner fréquemment à boire à l'enfant; maintenir la nuit comme le jour une température de 15 degrés Réaumur dans la chambre, où l'on fera dégager une vapeur émolliente au moyen d'un vase rempli d'eau bouillante dans laquelle on jette trois ou quatre poignées de fleurs de mauves, dont la vapeur produit le meilleur effet.

Nous avons employé avec succès cette méthode pour les adultes comme pour les enfants. Notre respectable guide et ami, M. le docteur Van Cutsem, se plaisait à en signaler les avantages ; et il s'appuyait à cet égard sur une longue suite d'heureux résultats.

Quant à la position à donner à l'enfant, nous croyons qu'il vaut mieux le coucher dans son berceau, où il est beaucoup mieux que sur les bras de sa mère ou de sa nourrice, ce qui augmente toujours l'agitation.

La cause de la pneumonie est ordinairement un refroidissement. Nous ne parlons pas des conséquences inévitables d'un catarrhe qui serait négligé. Comme nous engageons constamment les mères de famille et les nourrices à recourir au médecin, la présence de l'homme de l'art nous rassure sur le début même de la maladie, contre laquelle il prendra toutes les précautions désirables.

PLEURÉSIE.

La *pleurésie*, inflammation de la plèvre (1) se divise en aiguë et chronique. Comme on l'a pu voir par les maladies qui précèdent, nous nous sommes occupé exclusivement de les considérer à l'état aigu ; il est effectivement inutile de parler des maladies chroniques dans un livre destiné aux mères de famille. Les conseils que nous donnons, les prescriptions que nous traçons, mais surtout les précautions que nous recommandons, ont pour but de prévenir une affection, ou de la combattre à son début. Dès lors, c'est le médecin qui répond à l'appel des parents dont la lecture de notre ouvrage éveille la sollicitude. A ce médecin appartient la mission de circonscrire les progrès de la maladie, de la guérir dans sa période aiguë ; et si elle résiste à ses efforts, si elle devient chronique, nous ne pouvons ni ne devons le prévoir, car, ainsi que nous l'avons répété plusieurs fois, nous ne faisons ici ni de l'*empirisme*, ni de *la médecine sans le médecin*.

Les écrits des anciens auteurs ont fait longtemps

(1) Les plèvres sont deux membranes séreuses qui tapissent chacune un des côtés de la poitrine, et se réfléchissent ensuite sur le poumon. (*Dictionnaire de Médecine*, par P. H. Nysten.)

considérer la pleurésie comme très-peu fréquente chez les enfants; d'autres observateurs en vinrent même à en nier la possibilité dans le premier âge de la vie, mais cette opinion erronée fut dissipée par les démonstrations positives des docteurs Billard, Constant, Barrier, Rilliet et Barthez, C. Baron, dont les travaux, selon le langage de M. Bouchut, ont assigné à la pleurésie la place qu'elle doit occuper dans les cadres pathologiques.

Il n'est que trop vrai que les nouveau-nés, les enfants à la mamelle peuvent être atteints de la pleurésie, qui se manifeste chez eux sous deux formes différentes : *pleurésie primitive*, c'est-à-dire inflammation de la plèvre entière, cause unique de la maladie, et *pneumonie secondaire*, comme le dit M. Bouchut, « laquelle est peu grave; les lésions pleurales » sont très-minimes, et viennent s'ajouter, sans qu'il » en résulte d'importance, à une affection antérieu- » rement établie. »

La pleurésie primitive, qui est heureusement fort rare chez les enfants du premier âge, n'occupe qu'un des côtés de la poitrine; elle se révèle par un affaiblissement remarquable, par le manque d'appétit, la toux et la fièvre. Survient ensuite une douleur de côté qu'indiquent les cris de l'enfant lorsqu'on touche le point douloureux; la toux est peu à peu plus fréquente, puis petite, sèche, souvent pénible et contrariée : caractères qu'elle présente durant la maladie.

La suppression de l'expectoration, l'accélération de la respiration qui devient haletante, puis saccadée, la pâleur et l'immobilité de la face, dont les traits s'altèrent par la contraction des muscles et l'agitation des narines, sont encore signalées par M. le docteur Bouchut.

Nous ne prolongerons pas ces détails affligeants : mieux vaut rappeler que la pleurésie provient à peu près des mêmes causes que la pneumonie. Elle se manifeste sans acception de sexe, chez les garçons comme chez les filles, plus souvent en hiver qu'en été, et frappe de préférence les sujets chétifs, délicats, mal nourris, que l'on laisse trop longtemps couchés sur le dos, ou qui résident dans une chambre dont l'air est corrompu par la présence d'un grand nombre de personnes.

La pleurésie secondaire est plus fréquente ; mais elle se rattache à d'autres motifs qui nous dispensent de nous en occuper, puisque c'est ordinairement une conséquence avec complication de la pneumonie aiguë ou de la pneumonie tuberculeuse.

Avec les recommandations que nous avons formulées à l'article de la pneumonie, cette conséquence et ces complications sont prévenues par les soins du médecin.

Quant au traitement de la pleurésie primitive, il est basé sur celui de la pneumonie, et réclame avant tout l'application des principes de l'hygiène.

On doit d'abord placer l'enfant dans une température douce, pour le mettre à l'abri des refroidissements; il faut le soumettre à une diète rigoureuse, lui donner des boissons émollientes et pectorales, et recouvrir la poitrine ou les côtés de la poitrine avec un grand cataplasme de graines de lin. En cas de constipation, on administre un lavement émollient. Comme le petit malade est très-altéré, on le fera boire fréquemment, en ayant soin que les boissons soient tièdes. L'égalité de la température maintenue le jour et la nuit au même degré, les soins pour empêcher de brusques arrêts de transpiration, sont encore nécessaires. Le médecin appropriera le traitement à l'état de la maladie, sur laquelle nous devons nous borner à ces indications générales et toutes de précaution, ainsi que de prudence.

CHAPITRE XII.

PHTHISIE PULMONAIRE.

Il n'est pas de maladie dont le nom seul cause autant d'épouvante que la *phthisie;* en entendant prononcer ce nom, les gens du monde évoquent tout de suite un cortége redoutable de souffrance, de dépérissement, de consomption. Les médecins eux-mêmes ont pendant longtemps admis plusieurs espèces de phthisie, qu'ils distinguaient par différentes épithètes: *tuberculeuse, granuleuse, avec mélanose, ulcéreuse, calculeuse, cancéreuse;* ou bien *hépatique, mésentérique,* etc.

Nous n'avons point à entrer dans de pareilles définitions; il nous suffira de dire que l'on entend plus particulièrement par le mot de phthisie toute lésion du poumon, tendant à déterminer une désorganisation progressive de ce viscère, à la suite de laquelle survient son ulcération.

L'illustre professeur français Laennec se sert ex-

14.

clusivement de l'expression de phthisie pour désigner la maladie causée par le développement de tubercules dans le poumon. Effectivement, les symptômes de cette redoutable affection sont presque toujours la conséquence de tubercules.

On ne précise pas d'une manière rigoureuse les causes déterminantes de la phthisie. Pourtant on indique, comme pouvant y contribuer, un séjour prolongé dans un lieu froid et humide, le défaut de renouvellement de l'air que l'on respire, une alimentation mauvaise et insuffisante, le manque d'exercice, des irritations bronchiques prolongées, la prédominance du système lymphatique sur le système sanguin, etc.

Mais ce qui mérite une attention sérieuse dans un livre destiné aux mères de famille et consacré à l'*Hygiène de l'enfance,* c'est le caractère de transmission héréditaire de la phthisie.

Il est notoire que les enfants héritent bien souvent du tempérament, de la conformation, des facultés, des aptitudes de leurs parents, qu'ils continuent pour ainsi dire au physique et au moral.

Cette hérédité, en quelque sorte fatale, est surtout vraie pour la phthisie, non que l'enfant d'un père ou d'une mère atteints de cette grave affection ne puisse pas y échapper. La nature a sous ce rapport des caprices inexplicables ; quelquefois la maladie héréditaire ne reparait qu'à la seconde ou à la troisième génération. Mais la science en pareil cas peut triompher de la nature en attaquant avec persévérance, avec habileté une prédisposition à la phthisie, transmise par le père ou la mère; elle peut remporter un de ces triomphes qui deviennent de plus en plus fréquents en raison des progrès de la médecine et des connaissances qui se rattachent à l'art de guérir.

Nous devons donc insister auprès du berceau du nouveau-né sur les précautions à prendre contre la phthisie. Si cet enfant qui vient de naître a puisé dans le sein maternel un germe funeste, il ne faut pas se faire illusion; mais il ne faut pas non plus désespérer de modifier, de changer la prédisposition transmise.

Au nom de la science, et avec les ressources toujours plus grandes dont elle arme le médecin, on peut rompre la chaîne héréditaire et retremper cette jeune existence en la rénovant.

Le choix de la nourrice d'un tempérament plus sanguin que lymphatique, brune de peau et de chevelure, d'une constitution saine et robuste, et née de parents également sains et robustes; voilà la première recommandation que nous ferons aux familles qui redouteraient pour un nouveau-né la transmission d'un germe héréditaire de phthisie.

Le changement de climat, une habitation située dans un lieu élevé, au midi, sur une montagne; un air vif et pur, et l'influence des rayons solaires; l'usage de la flanelle; après le sevrage, des aliments réparateurs sous un petit volume; le repos de l'organe menacé, le maintien des autres organes dans un état de calme qui empêche toute réaction sympathique sur le poumon; un exercice modéré, des soins judicieux de tous les jours, de tous les instants; enfin une attention continuelle à éviter les émotions trop vives, le choc des passions : voilà, nous n'hésitons point à le soutenir, des moyens à employer contre la phthisie héréditaire et que le succès couronnera.

Malheureusement, pour appliquer un pareil système, il faut que les parents ne s'abusent point sur leur propre situation, qu'ils la connaissent, et qu'ils se préoccupent du soin d'en préserver leurs enfants; il faut encore que l'état de leur fortune leur permette d'appliquer et de suivre des prescriptions dans lesquelles il ne doit pas y avoir d'interruption ni de lacune.

Mais si l'aveuglement des parents a négligé ces importantes recommandations de la science; si les principes de l'hygiène ont été méconnus; si, par excès de tendresse, une mère atteinte ou seulement menacée de phthisie s'obstine à donner le sein à son enfant; si une nourrice a été prise imprudemment dans une famille frappée elle-même de cette affection, s'ensuit-il forcément que l'enfant doive succomber dans le premier âge de la vie? La science n'a-telle pas une lutte à engager, et ne peut-elle pas triompher?

C'est là précisément un des plus beaux attributs de la médecine contemporaine : à mesure qu'elle avance dans la voie du progrès, elle multiplie ses moyens d'action ; et en redoublants de soins, d'efforts, de vigilance, en se surpassant elle-même, elle parvient à guérir les tubercules qui existent déjà dans le poumon, et à retremper, comme nous l'avons dit, cette existence menacée, en faisant presque un nouvel être.

L'histoire de la médecine a enregistré à cet égard, pour la phthisie, des cures d'adultes qui tiennent du miracle. Ces cures sont encore plus faciles avec les enfants, chez lesquels le développement des tubercules est plus près de son origine, plus facile à combattre, dès qu'on en soupçonne la présence; enfin les enfants offrent moins de prise aux progrès de la phthisie par leur âge même, étranger à toutes les agitations désordonnées qu'entraînent les passions violentes et les excès.

Du reste, nous possédons aujourd'hui plusieurs procédés qui fournissent quelques indices révélateurs pour l'état de la poitrine; tels sont la *succussion*, la *mensuration*, la *percussion*, l'*auscultation*.

Pour la *succussion*, on secoue la poitrine, ce qui détermine un bruit d'après lequel une oreille exercée apprécie ce que contient cette cavité.

La *mensuration* consiste à mesurer l'étendue proportionnelle des deux moitiés de la poitrine; mais faute d'un terme de comparaison, c'est-à-dire si l'on ne connaît pas les anciennes dimensions de la poitrine que l'on mesure, on ne peut pas asseoir de jugement positif sur les effets de l'affection.

La *percussion* a quelque chose de plus précis : il s'agit de frapper, de *percuter* avec l'extrémité des doigts sur les trois doigts de l'autre main qui reposent sur la poitrine du malade, recouverte d'une chemise ou d'une serviette. On peut encore employer une plaque mince en ivoire, ce qui rend le son plus net et le caractérise mieux.

L'auscultation a lieu à l'aide de l'oreille ou du stéthoscope, instrument inventé, comme nous l'avons déjà dit, par le célèbre professeur Laennec, pendant le cours de sa clinique à l'hopital Necker à Paris. Le stéthoscope, en rendant plus distincts, plus appréciables les bruits que détermine dans la poitrine l'action de la respiration et de la circulation, sert à distinguer l'état morbide par les différences qu'il présente avec l'état normal.

Enfin, l'œil du médecin expérimenté trouve aussi de précieuses indications dans l'examen de la conformation de la poitrine et dans le rhythme de ses mouvements.

On peut donc reconnaître la phthisie, la caractériser et par conséquent la combattre avant qu'elle ait fait d'irréparables progrès.

Afin de compléter ces observations générales, nous citerons un passage d'un remarquable traité de la *phthisie pulmonaire*, qu'a publié un Belge, M. le docteur Meessen, professeur-agrégé à la faculté de médecine de l'Université de Gand.

« Il y a des hommes, dit M. Meessen, qui sont tellement prédisposés à la phthisie, qu'une cause légère, un catarrhe bénin en provoque le développement; tandis que d'autres hommes chez lesquels la prédisposition n'existe pas, ne deviennent pas phthisiques à la suite même de causes très-graves en apparence, comme des pneumonies, des pleurésies, des blessures, etc.

..... » La prédisposition consiste en ce qu'on appelle communément constitution phthisique. Les caractères de cette constitution sont assez apparents, et ils se dessinent dans les dix premières années de la vie. »

Comme ces dix années rentrent tout à fait dans le cadre de l'*Hygiène de l'enfance*, on conçoit parfaitement que nous poursuivions la citation de l'excellent traité de M. le docteur Meessen. Peut-être, en lisant ce passage, quelques mères de famille s'alarmeront-elles.C'est même un fait assez fréquent chez les gens du monde qui consultent des ouvrages de médecine. N'ayant pas de connaissances spéciales, ne pouvant pas établir de distinction entre des descriptions qui se ressemblent, s'exagérant d'ailleurs la portée de ce qu'ils lisent, un père, une mère, un instituteur, entièrement étrangers aux principes de la science médicale, peuvent concevoir des inquiétudes bien vives. Pour neutraliser ce sentiment pénible, nous rappelons à nos lectrices et à nos lecteurs qu'il faut toujours recourir au médecin.

Il dissipera des alarmes sans fondement; et si les craintes maternelles ont un motif sérieux, nous nous estimerons heureux d'avoir pu contribuer par cette citation de l'ouvrage de M. Meessen à faire entrevoir la véritable situation d'un enfant que l'incurie perdait sans retour, et qu'il est possible de conserver à sa famille, à la société, en rétablissant peu à peu sa constitution.

M. le docteur Meessen signale comme offrant des caractères de prédisposition à la phthisie, « les enfants qui ont le visage gonflé, bouffi, blâfard, les lèvres et le nez gros; le teint de la peau sale et terreux, ou d'une blancheur de cire, ou qui ont les joues fort colorées sur un fond blanc; joues dont le teint rose est promptement remplacé par la pâleur à la moindre impression désagréable; qui ont les cheveux blonds, les veines de la face et du cou très-prononcées et tranchant fortement sur le fond blanc de la peau, le ventre gros, les membres grêles; qui sont maigres malgré ce gonflement du visage ou leur apparence de santé; qui gagnent de fréquentes épistaxis ou saignements au nez par la cause la plus légère ; qui sont fréquemment atteints de catarrhes, de maux de gorge ; qui ont des glandes engorgées, surtout au cou ; qui grandissent beaucoup et rapidement : ces enfants font plus craindre que d'autres qu'à l'époque de la puberté, ils ne deviennent victimes de la phthisie, surtout *si l'on ne s'attache pas à corriger la tendance vers cette maladie.* »

Ces deux dernières lignes sont d'autant plus rassurantes que M. le docteur Meessen dit qu'à une époque de sa vie, tous ceux qui le connaissaient, qui le voyaient, de même que ses professeurs, le considéraient comme une victime assurée à la phthisie pulmonaire.

Et pourtant il a su améliorer sa santé d'année en année ; il a démenti cet arrêt fatal : *la phthisie pulmonaire est incurable.*

Nous nous emparons de ce démenti, de ce succès, pour rassurer les cœurs maternels qu'auraient pu inquiéter les citations que l'on vient de lire.

Plusieurs maladies, en quelque sorte inhérentes à l'enfance, peuvent encore, si elles sont négligées ou mal guéries, contribuer à la phthisie; M. le docteur Meessen signale à cet égard la rougeole, la scarlatine, la variole, la coqueluche, la grippe, comme agissant sur l'économie animale et sur les poumons.

Un travail physique ou intellectuel qui dépasse

les forces d'un enfant prédisposé à la phthisie par la constitution que nous avons décrite, doit être aussi évité soigneusement : il faut, en pareil cas, le repos du corps et de l'esprit, mais non un repos trop absolu, qui aurait encore ses inconvénients par l'ennui et le marasme qu'il occasionerait dans un âge ami du mouvement, des distractions, des jeux si nécessaires à l'enfance. Un exercice modéré, nous l'avons déjà dit, ne peut qu'être salutaire.

Nous ajouterons encore que tous les aliments fortement épicés, les boissons spiritueuses, l'habitude de fumer, que quelques enfants se permettent de prendre par une imprudente tolérance des parents ou des instituteurs, doivent être sévèrement interdits.

Quant au traitement, il est subordonné à la constitution du sujet, au degré d'intensité où l'affection est arrivée, aux circonstances extérieures ; toutes choses qu'il est impossible de généraliser. Le médecin investi de la confiance de la famille du jeune sujet prédisposé à la phthisie, ou déjà atteint de cette maladie ; le médecin peut seul se prononcer avec connaissance de cause. C'est à lui que nous laissons une responsabilité dont parents et instituteurs doivent repousser le fardeau en appelant les secours de la science, dès qu'ils soupçonnent l'apparition plus ou moins prochaine des symptômes que nous venons de décrire.

Toutefois, nous ne terminerons pas ce chapitre

sans mentionner un résultat qui nous a été acquis dans le cours de notre pratique, et qui achèvera de fortifier les légitimes espérances que nous avons formulées au sujet de la possibilité de combattre victorieusement la phthisie.

Il y a de cela plusieurs années : nous fûmes appelé auprès d'une jeune dame qui touchait au terme de sa grossesse; à son aspect, il n'était pas permis de méconnaître la gravité de sa position : elle était phthisique à la troisième et dernière période de la maladie. Comme toutes les personnes atteintes de cette terrible affection, elle s'abandonnait avec complaisance au *long espoir, aux vastes pensées.* Elle associait l'enfant qui allait naître à ses rêves d'avenir, elle parlait de l'éducation qu'elle lui donnerait, des voyages qu'il ferait avec sa mère.

C'était quelque chose de déchirant que cette aveugle sécurité, que cette tranquille confiance, que cette prise de possession de l'espace et du temps, alors que chaque heure était comptée pour cette malheureuse mère qui ne devait qu'entrevoir son fils.

Effectivement, malgré les soins les plus empressés, elle succomba, ou plutôt elle s'éteignit quatre jours après sa délivrance; mais elle s'éteignit toujours bercée par de décevantes illusions.

Auprès du corps glacé de cette jeune mère, en face d'un époux désolé qui pleurait sur sa compagne, qui tremblait pour son fils, il nous restait un devoir sacré à accomplir : il fallait sauver cet enfant; il s'agissait de neutraliser, de combattre, de détruire le germe funeste qu'il avait puisé dans le sein maternel.

Nous choisîmes une nourrice forte et robuste, réunissant toutes les conditions de santé héréditaire, de propreté acquise et de moralité instinctive et raisonnée, que nous avons indiquées comme les plus sûres garanties pour l'enfant confié à des mains étrangères.

Cette nourrice résidait à quelques lieues de Bruxelles, sur un plateau assez élevé, dans une habitation exposée au midi et placée dans d'excellentes conditions de salubrité. Nous prescrivîmes les rations à donner au nourrisson, les soins de propreté, le choix des étoffes de ses langes, les promenades, etc.

Plus tard, après le sevrage, nous réglâmes la nature des aliments, le nombre des repas, les exercices; nos prescriptions s'étendirent à tous les détails de vêtements, de jeux, d'étude, quand arriva l'époque de commencer l'instruction du jeune sujet.

Le résultat, nous pouvons le dire aujourd'hui, a répondu à nos efforts; et cet enfant frêle et chétif, qu'avait porté dans son sein une mère phthisique à la troisième et dernière période, cet enfant est devenu un vigoureux adolescent qui, dans quelques années, pourra se présenter devant le conseil de milice du Brabant sans être réformé pour faiblesse de constitution.

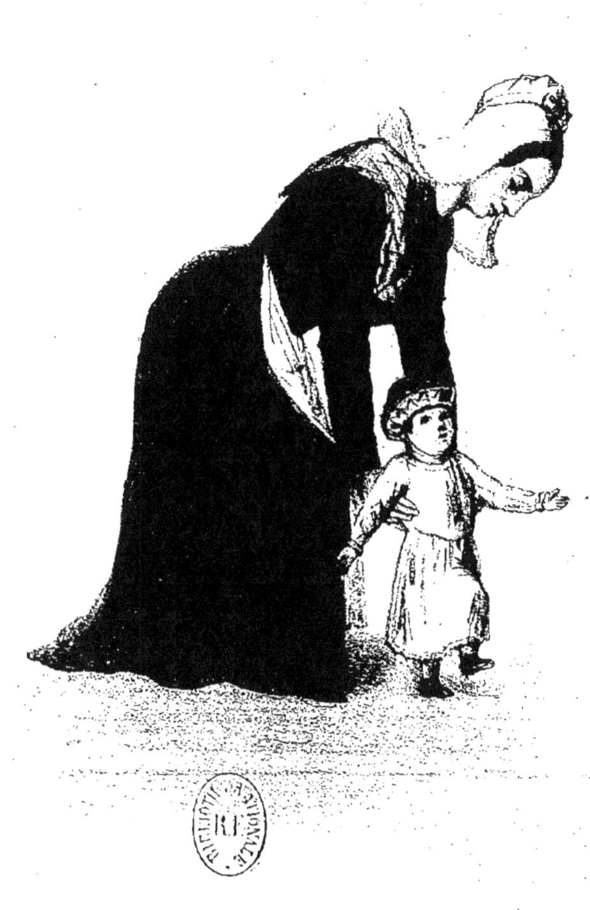

PREMIERS PAS DE L'ENFANT, SOUTENU
PAR SA BONNE.

CHAPITRE XIII.

DE LA DENTITION.

Le mot de *dentition* sert à exprimer les différents phénomènes qui précèdent, accompagnent et suivent la sortie des dents, leur accroissement, leur chûte, leur remplacement, leur usure et leur perte totale.

Notre livre s'occupant spécialement de l'enfance, il s'ensuit que nous allons examiner la dentition dans les limites de notre sujet, c'est-à-dire depuis la naissance jusqu'à la puberté.

Selon les définitions des *Dictionnaires de médecine* et des *Encyclopédies* les plus estimés, les dents sont de petits organes, osseux en apparence, formant deux lignes paraboliques qu'on appelle les *arcades dentaires*, et qui sont implantés dans les alvéoles des mâchoires supérieure et inférieure, en offrant la forme d'un cône dont la base regarde l'ouverture de la bouche. La partie saillante et libre se nomme

15.

couronne; celle qui est renfermée dans l'alvéole est la *racine*; entre ces deux portions de la dent se trouve le *collet* que la gencive embrasse. Enfin il y a trois sortes de dents : *incisives, canines, molaires.*

Les dents se composent de deux parties bien distinctes : l'une extérieure, généralement connue sous le nom d'*émail,* et que l'illustre Cuvier a appelée *ivoire :* c'est la partie dure osseuse; l'autre, la *pulpe,* est contenue dans une cavité; elle est formée par les nerfs et les vaisseaux nécessaires à son existence.

On a pendant longtemps considéré le travail de la dentition comme la cause qui détermine presque exclusivement la plupart des maladies des enfants.

Une observation plus approfondie et l'appréciation mieux connue de l'évolution dentaire ont détruit cette erreur, dans laquelle persistent encore les personnes étrangères à la science médicale.

Il est reconnu aujourd'hui que les phénomènes de la dentition ne caractérisent point une maladie particulière; ils produisent un état qui tient le milieu entre la maladie et la santé. Au fait, il s'agit alors *d'un organe assez fortement excité pour prédisposer les autres organes à s'irriter secondairement, quoique cet organe ne soit pas malade lui-même.*

Toutefois, comme il n'y a rien de plus difficile et en même temps de plus essentiel que de détruire des préjugés qui touchent à la santé, ce premier bien de l'espèce humaine, nous examinerons successivement les phénomènes de la dentition, afin d'en établir l'influence réelle sur le développement des maladies des enfants, et nous arriverons à conclure avec M. le docteur Bouchut, de Paris, *qu'il n'y a qu'un bien petit nombre de maladies qui soient vraiment le résultat du travail de l'évolution dentaire.*

On sait que les enfants naissent ordinairement sans dents; nous disons ordinairement, puisque ce n'est que par exception que l'on cite quelques enfants venus au monde avec deux dents : Louis XIV s'est trouvé dans ce cas; et tout le monde connait les tortures que ce dauphin si longtemps refusé à Louis XIII infligea à sa nourrice. Au sujet de ces exceptions, le savant Baudelocque a remarqué que l'éruption de quelques dents avant la naissance n'est pas toujours la suite du développement extraordinaire de l'enfant, ni le présage d'une constitution plus robuste.

« C'est environ vers la fin du septième mois que les dents incisives moyennes *inférieures* percent le tissu des gencives. Peu de temps après paraissent les incisives correspondantes de la mâchoire supérieure, puis les incisives latérales *supérieures*, enfin celles de la mâchoire inférieure. »

Ces détails, que nous empruntons à M. le docteur Bouchut, diffèrent un peu, dit-il, de l'ordre indiqué par les physiologistes, qui admettent la sortie des incisives latérales inférieures avant la sortie des latérales supérieures; mais il ajoute : « Cet ordre est celui de la nature, comme il a eu maintes fois l'occasion de l'observer dans le service de M. Trousseau, qui lui avait annoncé cette disposition. »

Aux incisives succèdent *quatre* premières *petites molaires,* laissant entre elles et les incisives un espace qui est ensuite rempli par les dents *canines;* les secondes petites molaires ne tardent pas à suivre les canines; ces molaires sont plus grosses que les dents correspondantes de la seconde dentition.

Lorsque, vers la fin de la seconde année, l'enfant a ses vingt dents, la première dentition est terminée, *et la vie du sujet plus assurée,* puisque, selon l'observation de M. le docteur Bouchut, les calculs sur la probabilité de l'existence humaine montrent le tiers des enfants succombant avant d'atteindre l'âge de vingt-trois mois.

C'est seulement vers la fin de la quatrième année qu'aux vingt dents dont nous venons de parler s'ajoutent quatre nouvelles molaires, deux à chaque mâchoire, lesquelles forment ensuite les premières grosses molaires, avec cette différence, à l'égard des autres, qu'elles doivent rester, tandis que les premières dents, dites de lait, tombent à sept ans.

Leur chûte a lieu dans l'ordre de leur éruption, et celles qui les remplacent sont mieux formées, plus grosses. Vers la neuvième année, deux nouvelles grosses molaires percent au delà des premières, ce qui fait que l'enfant a vingt huit dents.

Pour que la dentition soit complète, il faut trente-deux dents; mais ce n'est que chez l'adulte que se trouve ce nombre : les dents *de sagesse*, placées à la partie la plus reculée des bords alvéolaires, **deux à chaque mâchoire**, n'opèrent leur sortie que de dix-huit à trente ans, et même plus tard.

La marche de l'éruption dentaire que nous avons décrite d'après MM. Richerand, Bérard et Bouchut, ne se produit pas toujours d'une manière identique chez tous les sujets. Ainsi nous avons vu dans notre clientèle des dents incisives moyennes inférieures percer à la fin du cinquième mois.

« Il en est de la dentition, a dit le célèbre professeur Richerand, comme de tous les actes de l'économie vivante, l'instabilité en forme le principal caractère. »

Nous avons parlé de Louis XIV né avec deux dents; le docteur Borelly cite une femme parvenue à sa soixantième année, sans jamais avoir eu de dents.

Un proverbe populaire dit au sujet des dents : on souffre pour les avoir, on souffre pour les garder, on souffre pour les perdre.

N'en déplaise à ces prétendus axiomes, considérés un peu légèrement comme la *sagesse des nations*, les études spéciales auxquelles se livrent les *dentistes* qui méritent ce nom et traitent leur profession comme un art, au lieu d'en faire un métier, ces études ont amené des résultats vraiment remarquables, qui tournent au soulagement de l'humanité et à l'honneur des hommes éclairés qui savent les obtenir.

Le travail de la dentition commence ordinairement à sept mois et se prolonge jusque vers la fin de la seconde année.

Ce laps de dix-sept mois correspond précisément à une des époques les plus fécondes en maladies pour l'enfance. Il faut donc doublement surveiller l'évolution dentaire, d'abord pour les accidents locaux et généraux qu'elle peut développer, ensuite pour les maladies dont elle se complique.

L'intervention du médecin est donc indispensable; les petites recettes de bonnes femmes ne sauraient suffire; s'y fier est une imprudence que nous ne saurions condamner avec trop de sévérité: d'ailleurs, les souffrances mêmes qu'éprouvent les enfants imposent aux familles l'obligation de recourir aux conseils et aux ressources de la science.

La dentition est accompagnée du gonflement et de la rougeur des gencives; ce gonflement est quelquefois très-considérable, et il cause de vives douleurs.

L'examen de la bouche suffit à faire apprécier l'état d'inflammation de la membrane muqueuse qui la tapisse; et les cris du petit malade, les pleurs qu'il verse comme par accès, n'attestent que trop ses souffrances. La salivation est abondante; les lèvres s'écartent fortement, la bouche reste béante, et l'enfant porte souvent les mains aux gencives; la fièvre se manifeste d'une manière irrégulière; le sommeil est agité, et loin de prendre avec empressement le sein de la nourrice, l'enfant le repousse, ou s'en détourne lorsqu'il l'a pris.

Parmi les accidents locaux que peut provoquer l'irritation dentaire, figurent l'inflammation *simple* et *ulcéreuse*, les *aphtes simples* et *gangréneux*.

En pareil cas, on lave la bouche avec un liquide adoucissant, tel que décoction de racine de guimauve avec addition d'une cuillerée de miel blanc de Narbonne.

On peut aussi employer une décoction de graines de lin ou de carottes. On aura soin d'humecter très-souvent la membrane muqueuse à l'aide d'un pinceau de charpie que l'on trempe dans ce liquide tiède, car l'action du froid augmenterait la douleur.

Un excellent moyen à employer dans cette circonstance, c'est de préparer un morceau de racine de réglisse, que l'on dépouille de son écorce et que l'on écrase par une de ses extrémités; un cordon passé autour du cou de l'enfant retient ce morceau de racine de réglisse ou de guimauve. La succion que l'enfant exerce en fait sortir un liquide adoucissant qui diminue l'inflammation des gencives, dont la pression favorise la sortie de la dent.

Ces substances molles valent beaucoup mieux que des hochets d'ivoire ou de corail qui peuvent endurcir les gencives et ne dégagent pas de liquide adoucissant.

Outre les *accidents locaux* que le médecin, appelé à leur début, combattra avec succès, la dentition détermine assez souvent des *accidents généraux*, tels que la diarrhée, des convulsions, et même l'inflammation du cerveau. Cette diarrhée, dérivatif établi par la prévoyance de la nature, ne doit pas être supprimée brusquement ; si, par la fréquence des selles, elle fatiguait trop le petit malade, le médecin aviserait à employer avec précaution les boissons gommeuses, l'eau de riz, les lavements amidonnés. La présence du médecin est de rigueur, car une suppression immédiate de la diarrhèe risquerait de compromettre le cerveau.

Si la fièvre est trop forte, et si elle est accompagnée de congestion au cerveau, on fera prendre des bains de pieds dans de l'eau tiède où l'on aura fait dissoudre une poignée de sel de cuisine, ou une demi-livre de savon noir, ou bien des cendres de bois.

Les pieds doivent rester dans l'eau huit à dix minutes et, durant le bain, il est convenable d'humecter de temps en temps le visage et la tête de l'enfant avec un linge imbibé d'eau fraîche. On peut encore lui poser sur la tête un linge léger, également imbibé d'eau fraîche, et que l'on a soin de renouveler dès qu'il s'échauffe au contact du malade.

Dans le cas où l'enfant aurait une chevelure épaisse et touffue, il importe de la couper aussi près que possible, parce que la présence des cheveux concentre la chaleur et empêche de mettre en contact immédiat avec la tête les linges mouillés dont nous avons parlé.

Au sortir du bain, on enveloppera les pieds avec des cataplasmes émollients qui s'élèveront jusqu'au-dessus des chevilles.

A ces cataplasmes émollients succéderont des cataplasmes révulsifs, préparés avec de la farine de graines de lin, du pain de seigle et du vinaigre commun; on les place aux pieds, en forme de brodequins allant jusqu'aux chevilles.

Ce moyen nous a réussi, et nous le recommandons parce qu'il n'a pas l'inconvénient d'ajouter à l'inflammation du cerveau; en produisant un effet contraire à celui que l'on veut obtenir. Il ne sort pas du cadre de cette médication prudente sur laquelle nous insistons, et qui nous fait repousser les cataplasmes et les bains de pieds sinapisés comme dangereux, puisque leur premier effet est d'augmenter l'inflammation qui existe déjà au cerveau, de sorte que ces sinapismes, médication stimulante réagissant sur un organe déjà stimulé, détruisent les bons résultats des autres moyens utilement employés pour combattre l'inflammation. Ceci s'adresse aux mères et aux gardes malades, toujours disposées à recourir à de semblables moyens.

Avec un enfant sanguin et fort, lorsque l'irritation au cerveau est violente, il convient de pratiquer une saignée d'une ou deux onces, soit au bras, soit sur le dos de la main, où les veines sont très-développées et faciles à ouvrir. On doit d'abord plonger la main de l'enfant dans l'eau tiède, dont l'action dilate les veines. On peut aussi appliquer une sangsue derrière chaque oreille, ou, ce qui vaut mieux, à chaque cheville.

Le silence le plus complet sera observé autour du malade, dont la chambre doit être maintenue à une température peu élevée et dans une demi-obscurité. Le bruit, la chaleur, la clarté sont effectivement funestes dans tous les cas d'inflammation du cerveau.

Il faut que l'enfant observe une diète rigoureuse, et qu'il prenne de temps en temps des boissons acidulées, par petites gorgées, afin d'éviter les vomissements.

Sa tête sera placée dans une position élevée et reposera sur un drap en toile plié en quatre doubles; ce qui amortit la chaleur que dégage l'oreiller.

S'il y a constipation, on passe un lavement émollient.

L'irritation des gencives, durant le travail de la dentition, peut produire de la diarrhée; nous avons déjà dit qu'il serait dangereux de la supprimer brusquement, et nous avons indiqué l'emploi de boissons gommeuses, d'eau de riz, de lavements amidonnés.

Quant aux vomissements, qui se manifestent quelquefois à cause de l'état du cerveau, ou qui dépendent de l'irritation de l'estomac, on les apaise en diminuant ou même en supprimant l'allaitement. Quelques auteurs conseillent l'incision des gencives; mais la circonspection doit faire écarter cette opération, qui peut déterminer une ulcération aphtheuse ou gangréneuse au point où l'incision a lieu.

Les phénomènes de l'évolution dentaire sont nombreux: ils peuvent devenir graves par les complications que nous avons indiquées; mais, en réalité, ils offrent moins de danger qu'on ne le croit généralement, pourvu que le médecin soit appelé à en surveiller attentivement la marche et les phases successives.

Dans les pages que nous venons de tracer, nous nous sommes attaché d'abord à expliquer sommairement les principaux phénomènes de la dentition, puis à combattre des préjugés trop généralement répandus et qui ont leurs périls par la confiance que les parents y ajoutent ; enfin, abordant les phases les plus importantes de la dentition, nous avons indiqué quelques moyens palliatifs ou curatifs, toujours dans les limites de cette prudence imposée à un livre qui s'adresse aux mères de famille.

Nous n'avons pas la prétention d'avoir tout dit sur un sujet aussi vaste, qui demanderait au moins un volume pour être convenablement traité ; mais notre but sera atteint si nous avons éveillé la sollicitude des familles dès le début de la dentition, dont la surveillance incombe au médecin.

Pour nous, notre mission se trouve remplie; nous avons parlé des accidents locaux et généraux, des remèdes à y opposer, et en nous prononçant fortement contre l'emploi des cataplasmes et des bains de pieds sinapisés, nous avons la ferme conviction de prévenir bien des complications funestes qu'ils peuvent provoquer.

SECONDE DENTITION.

Avant de traiter cette partie de notre sujet, qui intéresse si vivement les enfants de six à sept ans, nous signalerons ce que nous devons à cet égard au

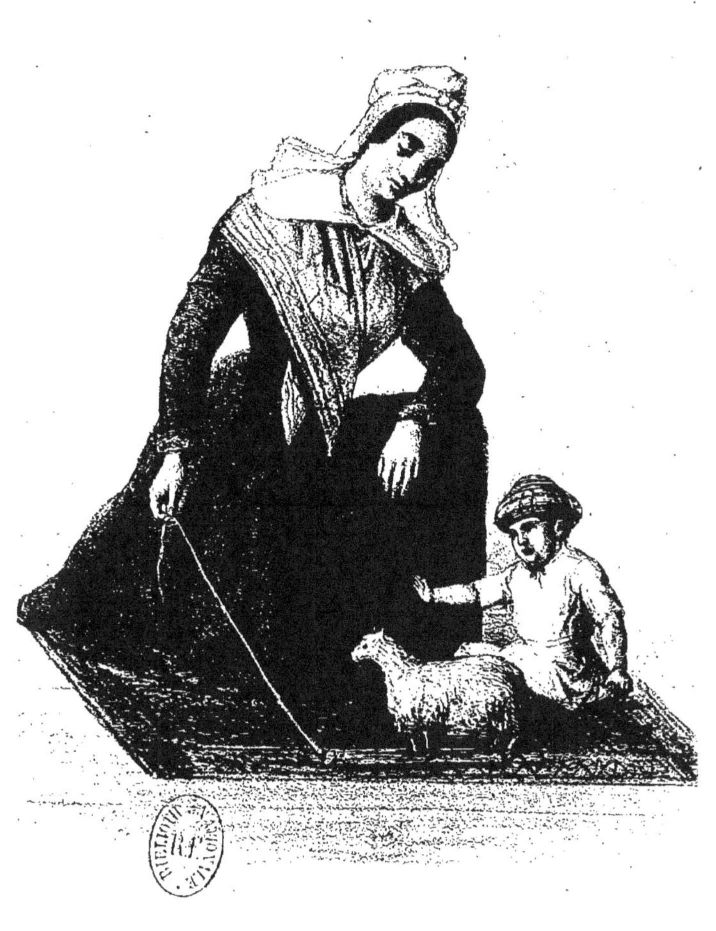

... POSÉ SUR UN TAPIS & SURVEILLÉ
PAR SA BONNE.

savant médecin dont les profondes recherches nous servent ici de guide.

C'est à M. le professeur Serres, de Paris, membre de l'Institut et de l'Académie de médecine, que nous empruntons les importantes découvertes et les lumineuses observations qu'il a faites sur la *théorie de la dentition* (*). Il est inutile de rappeler tous les travaux qui ont placé cet homme célèbre au rang des anatomistes les plus distingués de notre époque; quant à ce qui concerne la dentition, c'est en quelque sorte un horizon nouveau qu'il a ouvert.

Nous avons déjà dit que les enfants perdent vers l'âge de sept ans leurs premières dents, également appelées dents de lait, et qui sont au nombre de vingt.

Selon la définition de M. le professeur Serres, « la chûte des premières dents est le phénomène intermédiaire entre la première et la seconde dentition; elle est le terme de l'une et le commencement de l'autre. Il y a deux points bien distincts dans la chûte des dents : 1° la cessation de la vie des premières dents; 2° leur ébranlement et le mécanisme de leur chûte.

» A l'âge de cinq, six et sept ans, époque qui précède la seconde dentition, les mâchoires de l'enfant

___

(*) *Essai sur l'anatomie et la physiologie des Dents,* ou *Nouvelle Théorie de la Dentition,* par M. Serres. Paris, 1817.

16.

contiennent deux ordres d'alvéoles, dont les unes sont placées en avant sur la ligne alvéolaire, et les autres un peu en arrière, sur une courbe moins étendue. Nous avons dit que ces deux ordres d'alvéoles étaient séparés entre eux par une lame osseuse formant une espèce de cloison intermédiaire, isolant ainsi les dents de la première et de la seconde dentition, et les maintenant étroitement serrées dans le petit espace qu'elles occupent. Eh bien ! c'est dans ces alvéoles que s'opère le mécanisme de la chûte des dents.

» Vers l'âge de cinq ou six ans, après que les dents de remplacement ont presque complété leur développement, la cloison osseuse inter-alvéolaire s'ouvre; elle s'ouvre graduellement et de bas en haut par une usure, une destruction lente résultant d'une loi primordiale dont on ne peut donner aucune raison physique. Cette usure s'opère constamment de bas en haut pour deux motifs : 1° afin d'élargir la partie inférieure des alvéoles des premières dents; 2° pour permettre à la couronne de la dent de la seconde dentition de pouvoir pénétrer un peu plus tard dans cette première alvéole. Une fois donc que la cloison intermédiaire aux deux alvéoles a disparu, ces deux cavités n'en font plus qu'une, et comme la dent de lait se trouve flottante par sa racine, qu'elle n'est plus étroitement embrassée par l'alvéole, elle devient vacillante et tombe par le plus léger ébranlement.

» Tel est ce phénomène dans sa plus grande sim-plicité. »

M. le professeur Serres fait observer que, lorsqu'on ouvre les mâchoires d'un enfant de quatre, cinq ou six ans, on est étonné du nombre de dents qu'elles contiennent et de leur développement. On en compte jusqu'à *cinquante-deux*, vingt-six à chaque mâchoire, dont dix en dehors et seize en dedans.

Le silence que les auteurs les plus estimés gardent sur la seconde dentition en traitant des maladies de l'enfance, nous prouve un fait confirmé par la pra-tique : c'est que cette phase de l'évolution dentaire n'offre pas de dangers sérieux.

Cependant, nous ajouterons quelques réflexions aux citations que nous avons reproduites d'après les recherches de M. le professeur Serres.

Il y a des enfants chez lesquels les dents de se-conde formation viennent trop tôt, et dont le cercle maxillaire ne correspond pas au nombre des hôtes qu'il doit loger.

Ces nouvelles dents rencontrent celles de lait et manquent d'espace; il en résulte des directions vicieuses, soit en dedans, de sorte qu'il n'y a pas harmonie entre les deux mâchoires, soit en dehors, où leur saillie forme une véritable difformité.

En pareil cas, il convient d'extraire la dent de lait; et si l'arcade dentaire est trop étroite, il faut extraire une molaire, afin de ménager un espace suffisant et d'éviter les altérations, ainsi que la carie, résultant d'une pression excessive des dents.

L'extraction d'une dent vaut beaucoup mieux que la lime, dont on doit éviter l'emploi, car chez les enfants, l'émail de la dent manque de solidité, laquelle ne commence à se manifester que vers la quinzième année.

Un préjugé vulgaire, malheureusement trop répandu, fait que la plupart des parents négligent les dents de leurs enfants, dans l'idée que l'intervention du dentiste n'est utile qu'à un âge plus avancé.

Voilà une erreur qu'il importe de combattre et que plusieurs familles éclairées, ainsi que les institutions d'éducation de premier ordre, sont loin de partager. Les soins d'un dentiste, réellement instruit, sont de tous les âges.

En effet, les dents de lait sont très-sujettes à la carie, à cause de la moindre dureté de leur contexture, et de la fréquence des refroidissements, des fluxions, des mauvaises digestions.

Le tartre envahit aussi très-facilement les dents des enfants. Le tartre est un enduit limoneux, blanchâtre ou jaunâtre, qui s'amasse au collet des dents, se durcit, et forme à la base de la couronne une incrustation phosphato-calcaire qui finit par en environner la surface, si on ne l'enlève pas avec soin.

Mais chez les enfants, il ne faut pas enlever le

tartre à l'aide de la lime, car on risquerait d'attaquer l'émail encore tendre.

Il suffit pour cela de frotter les dents avec un linge imbibé d'eau tiède, animée par une goutte ou deux d'infusion de racine de gayac, et sur ce linge on répand de la poudre de quinquina jaune, mêlée avec un peu de charbon de bois bien pulvérisé et passé à un tamis fin.

Indépendamment de l'action bienfaisante qu'il exerce contre le tartre et la carie, ce procédé a l'avantage de diminuer le gonflement des gencives, d'empêcher par conséquent les fluxions, enfin de raffermir les dents dans leur alvéole.

Nous avons connu un jeune homme de dix-huit ans, dont la seconde dentition avait été déplorable par suite des préjugés que nous cherchons à détruire. Non-seulement ses dents étaient recouvertes de tartre jaunâtre, mais quelques-unes étaient noires et paraissaient entièrement cariées.

Dans cet état, après avoir beaucoup souffert de fréquentes fluxions vers l'âge de la puberté, il fit un voyage maritime qui dura quelques mois. La nourriture, presque entièrement composée de viandes salées, dont on usait alors à bord des bâtiments de la marine militaire, augmenta encore l'état d'irritation des gencives et compromit tout le système dentaire. Mais d'heureuses circonstances l'ayant mis en relation avec le célèbre Delpech, professeur à l'Ecole de médecine de Montpellier, cet homme éminent, qu'un crime atroce devait bientôt enlever à la science, fournit au jeune marin les moyens de se débarrasser d'une affection qui pouvait devenir dangereuse.

L'emploi de la lime pour détruire le tartre qui avait envahi presque toutes les dents, l'usage plusieurs fois répété par jour de la poudre de quinquina jaune et d'eau tiède, animée par quelques gouttes d'eau-de-vie avec infusion de racine de gayac, du cresson mangé chaque matin, et un système d'alimentation où dominaient les végétaux et les fruits, suffirent pour faire disparaître le gonflement des gencives et rendre aux dents l'émail le plus éclatant.

On peut rapprocher ce fait de l'exemple que cite M. le docteur Fournier dans le *Dictionnaire des sciences médicales*, exemple que nous reproduisons également, afin de l'opposer à un préjugé qu'il importe de détruire, et de décider les parents à faire soigner par un dentiste habile les dents de leurs enfants.

« J'ai vu, dit M. le docteur Fournier, une dame fort jolie, qui, en sortant de l'enfance, suivit ses parents dans un lieu de détention, où elle fut privée des moyens de consulter un dentiste; le tartre recouvrit tellement ses dents qu'elles disparurent entièrement. A quinze ans, rentrée dans le monde, on crut qu'elle avait toutes les dents gâtées ; elles étaient d'une couleur repoussante, et qui contrastait singulièrement avec sa figure parfaitement belle et d'une blancheur éclatante.

» Cette jeune personne, qui avait longtemps gémi de son infirmité, et qui évitait la société, tant elle était honteuse d'y montrer une bouche dégoûtante, éprouva, vers l'âge de vingt ans, une douleur fort vive à l'une de ses dents ; elle appela un dentiste, afin qu'il lui en fît l'extraction. Le dentiste, en faisant des recherches pour s'assurer de la maladie de la dent, s'aperçut que toute la denture était envahie par le tartre ; il entreprit d'en extraire cette dégoûtante concrétion et réussit dans son dessein. Chaque dent, à laquelle il enlevait sa noire écaille, était éblouissante de blancheur et semblait naître sous la main de cet enchanteur, qui bientôt substitua vingt-huit perles brillant du plus bel éclat, à la hideuse écaille qui, pendant si longtemps, avait flétri des lèvres de rose et souillé la plus jolie bouche du monde. »

Nous pourrions multiplier de pareils exemples, en les empruntant aux écrivains les plus célèbres, et en nous servant aussi des faits que nous avons consignés dans notre pratique personnelle ; mais en voilà assez, ce nous semble, pour détruire le préjugé relatif aux dents et aux soins dont elles doivent être l'objet. Que l'on ne s'y trompe pas : ces soins intelligents ont pour effet immédiat de faciliter la première et la seconde dentition; en même temps ils exercent la plus heureuse influence sur l'âge adulte, puisqu'ils diminuent les chances de fluxions et de souffrances qui plus tard sont un des fléaux de la vie.

CHAPITRE XIV.

OPHTHALMIES. — OEIL. — STRABISME. — CATARACTE. — CÉCITÉ.

Le mot *ophthalmie*, formé d'un mot grec qui signifie œil, sert à désigner en général les affections inflammatoires des paupières et du globe de l'œil avec rougeur de la conjonctive.

Un écrivain français qui a traduit la *Description anatomique de l'œil* par Sœmmering, a dit : « Winslow assurait qu'il convaincrait un athée de l'existence de Dieu par la dissection de la main ; que serait-ce donc en exposant l'anatomie du merveilleux organe de la vue ? »

L'œil est, en effet, un instrument d'une perfection étonnante ; il suffit d'en étudier la structure, les fonctions, la sensibilité, pour être frappé d'admiration. Indépendamment de son utilité, que nous n'avons

17

pas besoin d'apprécier, cet organe est celui qui concourt le plus à l'expression, à la beauté de la figure humaine. Les peintres et les poëtes disent à cet égard qu'avec de beaux yeux la laideur n'existe pas.

Sans nous arrêter à ces considérations d'un ordre secondaire, et qui ne peuvent être mises en parallèle avec la grande question de l'utilité de l'organe de la vue, les plus légères affections réclament une attention sérieuse, quand il s'agit d'ophthalmie, c'est-à-dire d'une inflammation source d'une foule de maladies de l'œil, et qui est elle-même une maladie.

On sait que le globe de l'œil peut être comparé à une chambre obscure placée au-devant de la rétine, organe immédiat de la vision. *Sur la rétine les rayons lumineux, rassemblés en faisceaux, viennent peindre les objets extérieurs, impressions aussitôt transmises à l'âme qui les juge, les combine et les apprécie.*

De là, ces paroles si vraies et si souvent répétées : L'œil est le miroir de l'âme.

Les enfants ont besoin, dans la première époque de leur vie, que les personnes qui les entourent prennent le plus grand soin d'un organe aussi important que délicat.

Nous signalerons surtout les dangers que présente l'ophthalmie purulente, laquelle se manifeste bien souvent chez les nouveau-nés, le troisième ou le quatrième jour après leur naissance. M. le docteur Bouchut prétend que les enfants affectés de cette maladie proviennent de mères atteintes de leucorrhée (flueurs blanches).

De mauvaises conditions hygiéniques, un séjour prolongé dans une chambre basse et humide, le lavage à l'eau froide, le défaut des précautions que nous avons indiquées pour la cérémonie du baptême (*), les brusques variations de la température, peuvent aussi occasioner l'ophthalmie purulente.

Cette maladie ayant bien souvent un caractère contagieux, il convient d'isoler l'enfant qui en est affecté ; et même on aura soin de se laver les mains après lui avoir touché les paupières, sans quoi on risquerait de contracter soi-même cette ophthalmie, ou de la communiquer à d'autres enfants.

Il n'y a d'abord qu'une seule ligne rougeâtre transversale au centre de la paupière, puis rougeur et tuméfaction des paupières ; cette rougeur gagne bientôt les bords et l'angle interne de l'œil qui devient douloureux au moindre contact. L'action de la lumière fatigue et blesse ; en proie à une douleur continuelle, l'enfant pousse des cris et ne dort presque plus. La conjonctive commence à s'injecter ; et la gravité de ces altérations augmente beaucoup dans un laps de douze à vingt-quatre heures.

Cependant les yeux gonflés ne peuvent plus s'ouvrir ; les paupières sont en quelque sorte collées par

(*) Voir pages 47 et suivantes.

du pus desséché. En les séparant, on voit s'en échapper une matière crémeuse, de couleur blanchâtre, quelquefois verdâtre; cette matière est tellement âcre qu'elle exerce une action corrosive sur les points des joues qu'elle touche: on distingue la trace de son passage.

Toutefois, malgré la rougeur et le gonflement de la conjonctive oculaire et palpébrale, malgré les petites granulations qui la recouvrent, l'œil n'a pas subi d'altération radicale; la cornée conserve encore sa transparence. Mais la sécrétion puriforme peut devenir plus dangereuse quand elle est mêlée de sang.

On n'attendra pas les progrès de cette redoutable affection; dès le début, dès que la mère ou la nourrice aperçoivent les premiers indices de rougeur et de tuméfaction des paupières, il faut appeler le médecin pour qu'il combatte immédiatement l'ophthalmie qui pourrait causer la perte de la vue.

En attendant l'arrivée du médecin, on lavera avec beaucoup de précaution, les yeux de l'enfant au moyen d'un morceau de toile fine imbibé d'eau de pluie. En même temps, on entrouvre délicatement les paupières agglutinées, afin de faciliter l'écoulement de la matière crémeuse qui s'accumule dans l'œil.

Du reste, la délicatesse et la complication de la structure de l'œil, les imprudences que commettent les personnes qui exposent les enfants aux rayons d'un soleil d'été, à l'action d'une lumière trop vive, ou d'un feu trop ardent, à la fumée du foyer, à la poussière mêlée de petits graviers que soulève un vent d'orage, à un courant d'air ; toutes ces causes peuvent, ainsi que les coups, les chûtes, les insomnies, etc., déterminer un si grand nombre de maladies des yeux, que l'on a dû créer sous le nom *d'ophthalmologie* une branche de la science qui s'occupe des moyens de guérir ces différentes affections.

C'est donc aux soins spéciaux des médecins oculistes que les mères de famille doivent recourir.

Nous ne parlerons pas de l'obstruction des voies lacrymales, ni des maladies de la cornée, désignées sous les noms de *taie*, *albugo*, *leucoma* ; nous ne nous arrêterons pas non plus sur la cécité résultant de la paralysie de la rétine ou du nerf optique, sans changement apparent dans l'œil, et que l'on appelle *amaurose* ou goutte sereine.

Pour toutes ces affections, nous recommandons de nouveau de recourir au médecin, aussitôt que les premiers symptômes se manifestent.

Nous croyons pourtant qu'il importe d'éveiller la sollicitude des mères sur ce qui peut faire loucher un enfant.

Au terme scientifique de *strabisme*, qui est emprunté à la langue grecque, le *Dictionnaire de méde-*

cine de Nysten donne la définition suivante :

« *Strabisme*, défaut de concordance des axes optiques, dépendant d'une inégalité dans la force des muscles moteurs de l'œil, d'une différence dans la sensibilité des deux yeux ou d'une lésion cérébrale. Au lieu de converger vers un même point, les yeux se dirigent chacun vers un point différent; l'œil le plus fort vers l'objet que l'on peut voir, l'œil le plus faible vers un autre plus ou moins rapproché. Un des moyens employés contre le strabisme consiste à placer devant les yeux un corps opaque, hémisphérique, percé d'un trou à l'endroit correspondant aux pupilles, de manière que les yeux ne puissent recevoir simultanément la lumière qu'en se dirigeant en ligne droite. On parvient aussi quelquefois à ramener les yeux à une direction convenable en s'efforçant avec persévérance, à l'exemple de M. le professeur Roux, de faire concourir les deux yeux sur un même objet, ou en couvrant le plus fort pour exercer exclusivement le plus faible. »

Outre ce moyen qu'une mère peut très-bien employer pour remédier au strabisme, il est un procédé opératoire sur lequel nous donnerons quelques rapides détails en rendant hommage à l'homme illustre qui en est l'inventeur.

C'est le docteur Dieffenbach, un des plus grands chirurgiens de notre époque, une des illustrations scientifiques de la Prusse, qui, le premier en 1835, imagina de couper le muscle ou les muscles dont la rétraction entraînait l'axe visuel hors de sa direction normale. Cette opération, qui n'est nullement dangereuse, a été pratiquée, depuis, par de nombreux chirurgiens, et aujourd'hui elle est tout à fait acquise à la science contemporaine.

Le médecin investi de la confiance des parents dont l'enfant est affecté de strabisme, peut seul prononcer avec connaissance de cause sur la nécessité de faire cette opération, car, ainsi que nous l'avons dit, il y a d'autres moyens de guérison qu'il faut d'abord épuiser. Ensuite, selon la judicieuse observation de M. le docteur Ratier, de Paris, « le strabisme guérit quelqnefois spontanément vers l'âge de la puberté.

» La cause de cette incommodité, dit M. Ratier, qui est exempte de souffrance et même de gêne dans la vision, est une contraction irrégulière et un raccourcissement d'un ou de deux des muscles qui meuvent l'œil; ils sont au nombre de six, quatre droits et deux obliques qui embrassent le globe oculaire à angle droit (pour les muscles droits), les deux obliques s'insérant dans l'intervalle. Quant aux causes primitives, elles sont peu connues; cependant on considère comme telles les convulsions et les affections cérébrales, l'usage de coucher les enfants de telle sorte que le jour ne leur arrive que d'une manière oblique. On signale les vers comme produisant un strabisme accidentel et passager; enfin plusieurs auteurs pensent que l'inégale sensibilité des deux nerfs optiques est la cause réelle de la déviation oculaire. »

MYOPIE, état des personnes qui ne distinguent les objets qu'à une petite distance; ce qui arrive toutes les fois que l'œil, *acquérant par sa trop grande convexité ou par sa densité un trop haut degré de réfringence, les rayons lumineux se réunissent avant de parvenir à la rétine.*

Pour remédier à la myopie, on emploie des lunettes dont les verres concaves donnent de la divergence aux rayons.

PRESBYTIE. Vue confuse quand on regarde les objets de près, et nette à une distance plus ou moins grande; ce qui provient de l'aplatissement de la cornée ou du cristallin, de sorte qu'il y a diminution de la convergence des rayons lumineux parvenant à la rétine avant de se réunir. Des lunettes à verres convexes, en faisant converger les rayons lumineux, suppléent à cette disposition de la vue, assez fréquente chez les vieillards.

CATARACTE, opacité du cristallin, laquelle en empêchant les rayons lumineux de parvenir à la rétine, cause la perte de la vue. Il y a plusieurs espèces de cataracte; nous ne les désignerons pas : c'est inutile, puisque nous pouvons rassurer les mères de famille par les chances de succès qu'offre l'opération chirurgicale à l'aide de laquelle on rétablit la vision. L'opération de la cataracte se pratique par trois méthodes différentes : *l'abaissement*, *l'extraction*, le *broiement*.

Cécité congéniale, état des aveugles de naissance. Cette infirmité, d'autant plus douloureuse qu'elle est sans remède, et par conséquent sans espérance, se trouve adoucie par les heureux résultats que la science a obtenus pour l'instruction des aveugles et pour leur développement physique et moral.

Les procédés suivis à Paris dans le célèbre hospice des jeunes-aveugles, et appliqués dans tous les établissements pour les aveugles, qui se sont élevés, à l'imitation de cette maison depuis longtemps célèbre en Europe, ces procédés sont trop connus pour que nous les retracions ici. Des parents qui ont un enfant aveugle de naissance peuvent donc confier son éducation à un établissement de ce genre, ou bien l'élever eux-mêmes d'après des principes en quelque sorte infaillibles.

On parvient ainsi à favoriser les mouvements et à cultiver l'intelligence de l'enfant sur les yeux duquel pèse un voile qu'il semblait impossible de soulever ; et malgré cet obstacle, on lui révèle peu à peu le sentiment de la distance, on lui explique les merveilles de la nature, on fait luire dans son âme la divine lumière de la religion ; on rend un aveugle clairvoyant, comme l'a si bien dit un honorable membre de la Chambre des représentants de Belgique, M. Rodenbach, que son état de cécité n'empêche nullement de bien remplir la double mission de député et de bourgmestre, que lui ont confiée les suffrages de ses concitoyens.

Une des institutions de jeunes aveugles le plus remarquables est celle qui a été fondée par M. Funck, à Zurich en Suisse, vers la fin du siècle dernier.

Voici comment un des plus brillants écrivains français raconte la visite qu'il a faite à cette institution :

..... « On fit appeler un aveugle; il entra avec cette physionomie ouverte et cette expression heureuse qu'on lit sur la figure de presque tous les malheureux privés de la vue. C'était un enfant de quatorze ou quinze ans; il tenait à la main un gros livre, qu'il alla poser sur une table avec la même hardiesse d'allure que s'il y voyait parfaitement; arrivé là, il se tourna comme par instinct vers son maître.

— » Que faut-il que je fasse? lui dit-il en souriant.

— » Mon cher enfant, répondit le maître, ce sont deux étrangers, l'un Français, l'autre Anglais, qui viennent visiter notre institution. Voulez-vous leur lire quelque chose?

— » Volontiers, dit l'aveugle.

— » Quel est le livre que vous apportez?

— » Je n'en sais rien, je l'ai pris au hasard dans la bibliothèque.

— » Voyez le titre.

— » L'aveugle ouvrit le livre, passa son doigt sur les lignes écrites sur la première page, et répondit : — Ce sont les *Confessions* de saint Augustin.

— » En latin.

— » Oui.

— » Eh bien! lisez-en quelque chose à ces messieurs; au hasard, où vous voudrez, peu importe.

» L'enfant sauta une cinquantaine de pages; puis cherchant avec son doigt un alinéa, il lut cinq ou six minutes en suivant du doigt les caractères, et cela aussi vite qu'aurait pu le faire un autre avec ses yeux.

» La méthode suivie à Zurich est aussi simple que facile. Les lettres sont piquées d'un côté du papier avec une épingle, de sorte qu'elles ressortent en relief sur l'autre page. C'est en passant le doigt sur ce relief que l'aveugle lit par le toucher, et remplace un sens par un autre.

» Nous écrivîmes nous-mêmes, à l'aide d'un alphabet préparé pour ces sortes d'expériences, plusieurs phrases en différentes langues, que l'aveugle lut immédiatement sans hésitation.

» Cette expérience finie, on lui apporta un solfége noté de la même manière, et il chanta plusieurs chants d'église et quelques airs nationaux. Enfin nous recommençâmes par un air la même expérience que nous avions faite pour une phrase, et il déchiffra à la première vue, solfiant à l'aide de ses doigts, toujours aussi juste qu'aurait pu le faire un musicien de seconde force, d'après la musique qu'il aurait vue pour la première fois. »

On a également inventé un mécanisme d'une merveilleuse simplicité pour que les aveugles puissent écrire : ce sont des espèces de *portées* en fil de fer, établies à une distance de quelques centimètres, comme les lignes des portées pour la musique. La plume ou le crayon engagés entre un de ces sillons court ainsi tout droit jusqu'à la fin de la ligne, et l'aveugle guidé par le double fil de fer écrit presque aussi vite et aussi régulièrement qu'un clairvoyant.

Un aveugle de naissance auquel on demandait s'il se rendait compte de ce qu'était la couleur écarlate, répondit aussitôt qu'il la comparait au son de la trompette. Le plus grand coloriste parmi les peintres ne trouverait pas une comparaison plus vraie, plus saisissante.

CHAPITRE XV.

SOURDS-MUETS.

La déplorable infirmité qui prive certains individus de deux sens, de l'ouïe et de la parole, trouve naturellement sa place à la suite de la cécité congéniale.

Heureusement cette infirmité est très-rare ; et nous savons, d'après les investigations de M. le docteur Sauveur, inspecteur du service sanitaire civil, que le nombre des sourds-muets n'est en Belgique que de 1,746 ce qui équivaut à un sourd-muet sur 2,226 habitants.

Mais comme la science moderne a trouvé les moyens de remédier en partie à cette infirmité, en donnant aux sourds-muets une instruction et une éducation peut-être encore plus étonnantes que celles des aveugles, nous consignerons ici des faits qui peuvent avoir leur utilité.

18

« On appelle *sourd-muet,* comme le dit M. le docteur Itard, de Paris, le sujet privé de la parole par suite d'une surdité qui l'a frappé dès sa naissance ou dès son enfance. Il a fallu bien du temps pour en venir à l'idée que le sourd-muet ne parle point par cela seul qu'il n'entend pas; chez les sourds-muets, la surdité date tantôt de la naissance, et se trouve produite par une conformation originairement vicieuse de l'oreille interne, ou par l'absence du méat *(conduit)* auditif, et le plus ordinairement par d'autres causes qui ne sont pas appréciables; tantôt, et le plus souvent, elle date des deux premières années de la vie, et reconnaît ordinairement pour cause occasionelle les convulsions avec ou sans fièvre, les chutes sur la tête, les maladies éruptives, et les fréquentes otites (inflammations de l'oreille).

« Soit que la surdité ait précédé la naissance, soit qu'elle l'ait suivie de près, soit que le sujet n'ait jamais entendu, soit qu'il ait cessé d'entendre avant d'avoir eu le temps d'apprendre à parler, il n'en reste pas moins condamné au mutisme, puisqu'il ne lui est pas possible d'articuler les émissions de sa voix, faute de modèle à imiter. »

Toutefois, ce serait une erreur de considérer les sourds-muets comme complètement sourds, ou comme ayant tous le même degré de surdité, M. le docteur Itard les divise en plusieurs classes distinctes : les uns doués de la faculté d'entendre la parole sur un mode plus lent et un ton plus élevé; ces sourds-muets qui perçoivent certaines nuances de la voix, telles que les inflexions qui expriment la douleur, la pitié, le plaisir, sont *susceptibles d'apprendre à parler, et même à imiter ces nuances euphoniques;* ils forment, selon M. le docteur Itard, le quarantième du nombre total des sujets observés, dans un laps de dix ans, à l'institution des sourds-muets à Paris.

Un trentième de ce nombre ne peut pas distinguer beaucoup de consonnes, émises à haute voix, tout en percevant les voyelles, mais en confondant certains sons faiblement articulés. Malgré cela, ces sourds-muets peuvent acquérir une éducation auditive et orale, c'est-à-dire entendre et parler.

D'autres (la 24ᵉ partie du nombre total) n'entendent presque pas les consonnes, et ils ne répètent les voyelles qu'on les mariant un peu au hasard avec les consonnes; cependant, à force de soins, ils entendent et répètent la parole.

Les trois cinquièmes du nombre total ne perçoivent que des bruits très-intenses : le tonnerre, l'explosion d'une arme à feu, le choc d'une porte qui se ferme avec force, le son d'une grosse cloche. A ceux-là, dit M. le docteur Itard, les soins les plus assidus peuvent bien rendre la parole, mais non la faculté de l'entendre.

« Enfin chez un quart des sourds-muets, l'ouïe est entièrement abolie; et s'ils paraissent encore affectés par les bruits violents, les explosions de l'artillerie, le tonnerre, ce n'est pas qu'ils les entendent, mais uniquement parce qu'ils en reçoivent l'impression à l'épigastre, en raison de l'ébranlement du sol. Aucune instruction ne peut leur rendre la faculté d'entendre le sons vocaux, quoiqu'ils puissent recouvrer la parole par l'imitation virtuelle de son mécanisme ; mais la parole ainsi acquise est tout à fait brute et à peine intelligible. »

A l'aide de ces classifications, si nettement établies par le savant observateur que nous venons de citer, les parents pourront connaître les chances de réussite que présente l'éducation d'un enfant sourd-muet ; et les gens du monde comprendront les admirables résultats obtenus par les hommes de science et de dévouement qui ont triomphé, autant qu'il était premis à la puissance humaine, de cette cruelle infirmité.

A Sparte, on donnait la mort aux enfants dès qu'on s'apercevait qu'ils étaient sourds-muets.

L'ancienne Rome, moins implacable que la république de Lycurgue, les frappait seulement d'incapacité politique et civile ; elle leur enlevait la gestion de leurs biens, et les mettait en tutelle pour toute la durée de leur existence.

Le christianisme réhabilita ces infortunés que les ordres monastiques reçurent dans les cloîtres pour essayer de leur révéler l'idée de Dieu.

Un bénédictin espagnol, Pedro de Ponce, trouva le moyen de donner une éducation presque complète à des sourds-muets ; il essaya sa méthode avec les deux frères et la sœur du cadinal Velasco et un fils du vice-roi d'Aragon. Il paraît qu'il réussit, puisque de nombreux élèves, venus de divers points de l'Espagne, réclamèrent ses leçons, et que les plus habiles purent soutenir des épreuves publiques sur l'astronomie, la physique et la logique. Ce savant bénédictin mourut en 1584, sans que les auteurs contemporains, qui ont raconté ces détails, aient expliqué sa méthode.

A peu près vers la même époque, Jérôme Cardan, de Pavie, qui professa avec éclat à Milan les mathématiques, ensuite la médecine, traita de la possibilité d'enseigner à lire et à écrire aux sourds-muets.

Dans le siècle suivant, en 1620, un Français nommé Pierre Bonnet, qui était secrétaire du connétable de Castille, publia un livre en espagnol, intitulé : *L'art d'enseigner à parler aux muets*. Il paraît que Pierre Bonnet écrivit ce livre à la suite des soins qu'il donna à un frère du connétable de Castille, devenu muet dans son enfance, à l'âge de quatre ans.

L'alphabet manuel inventé par Pierre Bonnet devait être adopté plus tard en France par l'abbé de l'Épée.

18.

On ne sait pas si les travaux et le livre de Pierre Bonnet furent connus hors de l'Espagne, dans le courant du xviie siècle; mais on peut le conjecturer en voyant les succès qu'obtint, en Angleterre, avec plusieurs sourds-muets, un professeur de mathématiques à l'université d'Oxford, nommé Wallis. Lui-même a consigné que ses élèves avaient acquis beaucoup plus d'instruction qu'on n'aurait pu en attendre de leur état; ils étaient à même de s'assimiler toutes les connaissances qui se transmettent par la lecture (1660).

Quelques années après, parurent un traité en latin, intitulé le *sourd qui parle*, et une dissertation sur la parole, ouvrages d'un médecin suisse, Conrad Amman, traduits en français par Beauvais de Preau.

L'Allemagne, de son côté, poursuivit le même ordre de recherches, et tendit aux mêmes résultats; une lettre de Kerger indique les procédés par lesquels on peut instruire les sourds-muets.

Un Portugais, Rodrigue Pereire, arriva à Paris avec une méthode qu'il voulut vendre au gouvernement français; le prix qu'il y mit fit rejeter sa demande, et il imposa à ses élèves la condition sous serment de ne pas révéler son secret. Ce serment fut fidèlement observé.

Telle était la situation de ce genre d'enseignement, lorsque parut l'homme qui devait le régulariser, le coordonner, le compléter et préparer tous les succès obtenus par son intervention personnelle et par les travaux de ses dignes successeurs.

Cet homme que l'humanité a inscrit parmi ses bienfaiteurs, est l'abbé Charles-Michel de l'Epée, né à Versailles, en France, en 1712, et qu'un événement fortuit mit sur la trace de la mission qui devait l'immortaliser.

Après s'être tour à tour destiné à l'église et au barreau, Charles-Michel de l'Epée reçut les ordres, se fixa à Paris, et indépendant par sa fortune personnelle qui s'élevait à 14,000 livres de rentes, somme assez considérable pour l'époque, il s'occupait des devoirs de son saint ministère, lorsqu'il fut appelé chez une dame rue des Fossés-Saint-Victor. Deux jeunes personnes assises dans le salon, et occupées de travaux de couture, ne levèrent pas même la tête à l'entrée de l'abbé de l'Epée. Croyant que c'était une distraction de leur part, il leur adressa la parole, et n'obtint point de réponse. Bientôt la mère parut, et lui dit que ses filles étaient sourdes-muettes.

Cette rencontre décida de la vocation de charité et d'enseignement de l'abbé de l'Epée; il se chargea de l'éducation des jeunes sourdes-muettes en employant des gravures; peu après, il ouvrit un cours auquel il invita des sourds-muets comme élèves, des savants comme collaborateurs.

Il est à remarquer que toute vocation sincère et généreuse finit constamment par dominer les circonstances, par rencontrer le point d'appui et le lévier avec lesquels on soulève un monde de difficultés et d'obstacles. L'abbé de l'Epée l'éprouva. Pendant un des cours publics qu'il consacrait à ses enfants d'adoption, un inconnu lui apporta le livre espagnol de Pierre Bonnet (*Arte para ensenar à hablar à los mudos*) l'Art d'apprendre à parler aux muets. Précisément dans ce livre il y avait un alphabet manuel gravé.

La route se trouvait frayée; le moyen de succès était aux mains du vertueux abbé de l'Epée; quant au but il y marcha d'un pas ferme. Deux mille livres par an suffisaient à toutes ses dépenses; le reste, il le consacrait à ses élèves. Après s'être privé du superflu, il se retrancha même le nécessaire; il supprima toute espèce de toilette, il passa les hivers sans feu, il mena une existence de privations pour soutenir l'asile qu'il ouvrit aux sourds-muets.

Louis XVI, dont le noble cœur était fait pour comprendre un pareil dévouement, s'associa à l'œuvre de l'abbé de l'Epée en lui allouant une pension sur sa cassette et en lui donnant une maison qui devint plus tard l'institution royale des sourds-muets, en 1791, deux ans après la mort de l'homme dont nous venons de retracer les bienfaits.

L'abbé Sicard, successeur de l'abbé de l'Epée,

avec une intelligence plus élevée comme professeur, comme écrivain, fit de l'instruction des sourds-muets une science véritable, aujourd'hui répandue chez tous les peuples civilisés, qui possèdent des institutions en faveur de ces infortunés, reconquis à la famille, à leurs devoirs d'homme, à leurs droits de citoyen.

Les explications techniques dans lesquelles nous sommes entré, montrent comment certains sourds-muets peuvent parvenir à parler, tandis que d'autres ne sont pas en état d'acquérir cette faculté, tout en arrivant pourtant à un degré d'instruction remarquable.

C'est dans l'institut de Zurich, en Suisse, fondé vers la fin du siècle dernier par M. Scherr, que l'on s'est principalement occupé des moyens de faire parler certains sourds-muets. Nous reproduisons sur ce résultat des détails empruntés au spirituel voyageur, dont nous avons déjà cité la visite à l'institut des aveugles, à Zurich.

« Il y avait dans l'établissement dix-huit à vingt sourds-muets, dont quelques-uns, outre l'alphabet manuel, possédaient encore la reproduction labiale. C'est la faculté acquise par les élèves de lire sur les lèvres de ceux qui leur parlent, et de répéter mot pour mot les paroles qu'ils ont prononcées. On fit venir un beau jeune homme de quinze ans, au regard intelligent et à la figure mélancolique, qui en entrant jeta les yeux sur son professeur, et qui, en les reportant sur nous, nous dit en français, sans aucun accent : — Bonjour, messieurs.

» Nous lui adressâmes alors la parole, et à toutes les questions que nous lui fîmes, reportant les yeux immédiatement sur son maître, il nous répondit avec ce même ton doux et monotone, sans aucun changement d'intonation, quelle que fût la différence dans la pensée dont la parole était l'expression. Ceci nous paraissait tenir du miracle; c'était tout simplement de la mécanique : il lisait la réponse qu'il devait nous faire tout haut sur les lèvres de son maître qui la faisait tout bas, et il la reproduisait avec la plus grande exactitude.

« Au reste, malgré cette explication, la chose conservait bien encore son côté étonnant.

« Notre jeune muet reproduisit textuellement toutes les phrases que nous lui adressâmes en français, en anglais et en italien, mais toujours avec le même ton monotone et mélancolique, semblable à un écho vivant et rapproché; et non-seulement il nous répéta celles que nous lui adressâmes à lui, soit à haute voix, soit mentalement, en accompagnant cependant toujours la pensée du mouvement des lèvres; mais encore il répéta les phrases que, le dos tourné de son côté, nous dîmes devant une glace dans laquelle il allait chercher sur l'image de nos lèvres l'ombre de notre parole. »

Les parents qui ont le malheur d'avoir des enfants sourds-muets peuvent donc, comme nous l'avons dit au sujet des aveugles de naissance, leur donner l'éducation et l'instruction en rapport avec la position sociale la plus élevée. Un sourd-muet, M. Ferdinand Berthier, est devenu à Paris un des professeurs les plus distingués de l'établissement où il avait été instruit. Entre autres écrits, il a publié un mémoire extrêmement remarquable sur l'éducation des sourds-muets, dans tous les siècles et dans tous les pays.

Et avant M. Ferdinand Berthier, si honorablement connu dans le monde scientifique et littéraire, le meilleur élève de l'abbé Sicard, le sourd-muet Massieu, a acquis une célébrité méritée par ses réponses s'élevant quelquefois jusqu'au sublime, qu'il définissait ainsi, *le vol de la pensée.*

M. le comte de la Garde, le gracieux auteur des *Fêtes et souvenirs du congrès de Vienne,* dans un tableau plein de charme où il retrace le salon de madame Récamier, au temps du consulat, en 1802, y introduit le sourd-muet Massieu qu'il peint de la manière suivante :

« Ce jeune homme, dont la physionomie vive et animée, dont les yeux, le geste, toute la personne révélait une si puissante intelligence, s'avança avec une grâce modeste au milieu du cercle, et répondit par écrit avec autant de profondeur que de spontanéité à quelques demandes qui lui furent adressées.

« Madame de Staël lui demanda : Qu'est-ce que l'espérance?

« Massieu écrivit aussitôt sur un tableau noir, avec un morceau de craie blanche, dont il se servait très-habilement.

— « L'espérance, c'est la fleur du bonheur et de l'éternité; c'est un jour sans veille et sans lendemain.

« La Harpe, l'auteur du *Cours de littérature*, lui demanda ce que c'était que l'ouïe.

— « La vue auriculaire.

» Trouvez-vous que la Providence soit une bonne mère, lui demanda une dame anglaise.

— » La mère se tient seulement auprès de ses enfants, écrivit-il, tandis que la Providence se tient auprès de tous les êtres.

» Mais le moment le plus remarquable, celui où il devint sublime par l'expression de sa physionomie, par ses gestes, ce fut lorsqu'il peignit son désespoir quand on arracha de ses bras son bienfaiteur, l'abbé Sicard, pour l'enfermer dans la prison de l'Abbaye, en 1792. Par son courage, par l'intérêt général qu'inspirait le jeune sourd-muet, il eut le bonheur de sauver son maître, pendant les massacres de septembre.

« Sa pantomime devenait de plus en plus expressive; ses traits s'animaient, son crayon volait rapide comme ses idées, dates, détails, tableau de cette terrible époque, tout passait sous nos yeux, et lorsqu'il eût fini, succombant à l'émotion que ravivait en lui ce souvenir, Massieu se jeta dans les bras de l'abbé Sicard qui se tenait dans un coin du salon, où il jouissait des succès de son digne élève, prouvant que la reconnaissance n'est pas seulement *la mémoire, mais encore l'éloquence du cœur.* »

MALADIES DE L'OREILLE.

A la suite du chapitre consacré aux sourds-muets, se rangent les maladies de l'oreille, que les auteurs divisent de la manière suivante : inflammation , hémorrhagie , névroses , dérangements de l'ouïe.

Comme nous ne faisons pas un ouvrage de science et d'anatomie, nous n'avons pas besoin de décrire l'organe de l'ouïe. Nous citerons seulement la division de l'oreille en trois parties : 1° *oreille externe* (pavillon et conduit auditif); 2° *oreille moyenne* (caisse du tympan et ses dépendances); 3° *oreille interne* ou le labyrinthe, comprenant le vestibule, le limaçon et les canaux demi-circulaires.

L'inflammation de l'oreille, appelée *otite,* est une maladie assez fréquente chez les enfants. Elle peut être occasionée par l'accumulation dans l'oreille de la matière cérumineuse qui s'y concrète, agit comme corps étranger, et produit l'inflammation du conduit externe. Quelquefois encore, comme l'a dit M. le docteur Boisseau, des personnes ignorantes aggravent le mal en cherchant par d'imprudentes manœuvres à débarrasser l'oreille de cette accumulation de cérumen. Des corps étrangers qui s'introduisent dans l'oreille peuvent aussi déterminer l'otite. Les docteurs Fraensel, Hunsinger, Hocker, Ménard, Meissner citent parmi ces corps étrangers des graviers, des noyaux de cerise, des larves d'insectes, déposées dans le conduit auriculaire, et donnant naissance à de petits vers.

Enfin l'otite peut résulter d'un refroidissement subit provenant d'un courant d'air froid qui frappe la nuque ou l'oreille même, surtout au moment où un enfant sort du bain.

MM. les docteurs Barthez et Rilliet disent encore que l'otite s'observe plus ordinairement chez des enfants au-dessus de cinq ans, et que les filles y sont plus sujettes que les garçons.

Les causes de l'otite indiquées et connues, il sera plus facile de garantir les enfants contre cette affection qui débute par une douleur intense; souvent elle arrache aux jeunes sujets des cris aigus, et quelquefois il y a tuméfaction avec rougeur de la membrane qui tapisse le conduit externe.

Des bourdonnements, de la surdité peuvent encore se manifester dans l'otite; et au bout d'un certain temps survient un écoulement d'oreille, épais, de couleur jaunâtre ou verdâtre, et d'une odeur fétide; cet écoulement, *otorrhée*, peut avoir de graves conséquences.

Selon les observations des plus célèbres médecins, et comme nous l'avons remarqué dans notre pratique, l'otite externe cède à un traitement simple, mais prudent, car l'enfance ne peut pas subir une médication énergique.

Tout en attendant l'arrivée du médecin, on peut chercher à soulager le petit malade en lui appliquant sur l'oreille un léger cataplasme de pain blanc ou de farine de graine de lin que l'on place entre deux linges fins et humectés. On peut aussi avec une seringue faire de petites injections de lait tiède ou au moyen d'une décoction de racine de guimauve. Quelques gouttes d'huile d'amande douce, introduites dans le conduit auditif, peuvent encore produire un bon effet.

Ces différents moyens combinés avec une température douce et égale maintenue dans la chambre, avec le repos physique et moral, l'absence de tout bruit et de toute excitation et une diète proportionnée à l'intensité de la maladie, nous ont parfaitement réussi.

Nous n'entrons pas dans de plus longs détails sur

les autres maladies de l'oreille, qui ont la même gravité que les maladies de l'œil, et qu'il importe de combattre à leur début et de guérir radicalement , car, en les négligeant, on peut nuire au sens même de l'ouïe.

CHAPITRE XVI.

ANGINE.

On appelle *angine* une affection inflammatoire plus ou moins intense de l'arrière-bouche. Les auteurs la divisent eu deux espèces : celle qui a son siége dans les voies alimentaires, caractérisée par la gêne de la déglutition, et celle qui affecte les voies respiratoires, dont le principal symptôme consiste dans la difficulté de respirer.

On conçoit, d'après les caractères de l'angine, que l'enfance y est assez exposée, puisque cet âge de la vie est très-impressionnable aux variations de l'atmosphère, aux courants d'air, à l'action de l'humidité et d'un vent rigoureux, qui déterminent un refroidissement; d'ailleurs, l'enfant ne peut pas prendre de précautions, et trop souvent les personnes auxquelles il est confié commettent de très-graves imprudences.

19.

Un des symptômes qui annoncent le début de cette maladie est un frisson plus ou moins long, suivi d'une douleur qui peut devenir très-intense, et que révèle ordinairement la difficulté d'avaler. Cette douleur n'augmente par la pression que lorsque les amygdales prennent un volume plus considérable.

Il nous est arrivé plus d'une fois de reconnaître à cette difficulté de la déglutition la présence de l'angine, que confirmait ensuite l'exploration faite avec la spatule ou avec la queue d'une fourchette ou d'une cuillier qui sert à abaisser la langue.

En même temps, on place l'enfant la tête en arrière sur les genoux de sa bonne, de sorte que le regard plonge dans la bouche et distingue le degré d'inflammation et de gonflement d'une ou des deux amygdales, de la luette et du pharynx.

Cette exploration demande beaucoup de soins et de tact à cause de l'agitation propre à l'enfance, de l'impossibilité de se livrer à un examen raisonné, par suite des mouvements, des nausées, des envies de vomir qui se manifestent; enfin une couche purulente et épaisse couvre quelquefois les parties malades, ce qui ajoute à la gravité de l'affection.

L'haleine peut encore dans certains cas d'angine dégager une odeur spécifique très-désagréable.

L'adulte a la faculté d'expectorer et de se débarrasser ainsi des mucosités dont l'abondance s'accroît en raison directe de l'intensité de l'inflammation; mais l'enfant, surtout dans le premier âge de la vie, n'expectore pas; *il crache dans son estomac,* si l'on peut employer cette expression triviale.

La toux ne s'observe que rarement dans l'angine; si cela arrive, c'est quand l'enfant boit, et que quelques gouttes de liquide tombent dans le larynx et de là dans les bronches. La toux peut encore résulter du chatouillement ou de la douleur causés par la déglutition même des boissons les plus douces et les plus mucilagineuses. Du reste, cette toux, l'embarras de la voix, la respiration d'ordinaire bruyante mais sans accélération sensible, annoncent que la gorge est le siége de la maladie.

Nous ajouterons que l'angine peut causer au début une douleur assez vive; elle est alors accompagnée d'une légère rougeur du voile du palais, des amygdales et du pharynx, ainsi que du gonflement de ces parties. La déglutition est pénible, la face du jeune sujet devient quelquefois très-colorée et trahit de la souffrance.

Cette affection s'accroît durant quelques jours; mais généralement, du septième au dixième, l'enfant boit avec plus de facilité, et se trouve en voie de guérison. Pourtant les amygdales peuvent encore rester légèrement tuméfiées.

Lorsque l'angine est d'une nature plus grave, ce qui est très-rare; à son début se manifeste un frisson violent auquel succède une vive chaleur; la peau est sèche, brûlante, la face animée, le pouls fréquent; quelquefois même il y a des vomissements, de la fièvre, du délire.

Il ne faut pas attendre ces graves complications pour appeler le médecin. Dès les premières difficultés de déglutition que nous avons indiquées, on recourra à ses soins, car il importe d'arrêter la marche de l'inflammation.

Avant même l'arrivée du médecin, on met l'enfant à la diète; on fait reposer l'organe malade, on emploie des boissons adoucissantes en très-petite dose et à la température de la chambre, d'où le malade ne sortira pas : des bains de pieds avec une poignée de sel brut, des cataplasmes émollients appliqués sur les pieds et sur la face antérieure de la gorge; en cas de constipation, un petit lavement avec une décoction de semence de lin ou de guimauve, sont encore des moyens à employer utilement.

Si l'enfant a assez de raison pour comprendre et pratiquer ce qu'on lui indique, on peut mettre l'organe malade en contact avec une décoction de carottes, ou de figues, ou bien avec du lait pur, mais sans qu'il fasse de mouvements, de peur d'augmenter la difficulté de déglutition.

Ces détails suffiront aux mères pour qu'elles prennent des précautions contre les causes qui peuvent déterminer l'angine.

MALADIES DU CERVEAU.

C'est aux gens du monde, et surtout aux mères de famille que s'adresse ce livre, destiné à éveiller leur sollicitude sur les symptômes des maladies qui frappent le premier âge de la vie, sans que nous ayons la prétention de remplacer ni de supprimer le médecin.

Dès lors, nous ne pouvons entrer dans des développements scientifiques qui exigent de la part du lecteur des études préliminaires. Nous ne nous astreignons pas non plus à une classification rigoureuse; et, dans l'ordre des maladies de l'enfance, nous nous sommes d'abord occupé des plus fréquentes, de celles qui sont en quelque sorte inévitables, auxquelles presque toujours les premières années de l'existence doivent payer leur tribut. Le cadre de ces maladies étant rempli, nous passons à celles qui se manifestent moins souvent, mais qui néanmoins ne peuvent pas être oubliées, sous peine de laisser dans notre travail une lacune que nous tenons à combler.

Seulement, nous rappellerons encore que la lecture de notre livre ne dispense, en aucune circonstance, même en cas d'une indisposition légère, de recourir aux soins du médecin, dont rien ne peut remplacer la présence et le concours actif. La lettre morte des livres, quoique vivifiée par la science et le génie, ne suppléera jamais aux révélations que le praticien expérimenté puise dans la vue et l'examen du malade. Que dirait-on d'un général qui n'aurait appris l'art de la guerre que dans les traités de tactique et de stratégie, à l'aide de cartes et de plans?

D'ailleurs, tout est danger ou peut le devenir dans ce premier âge de la vie, sur lequel les parents doivent exercer au physique et au moral une tutelle incessante. Voilà ce que nous répétons en ajoutant que la plupart de ces dangers sont faciles à conjurer, si les secours de la science sont donnés à propos, si la famille du jeune malade ne s'endort pas dans une sécurité funeste, en laissant au mal le temps de faire des progrès quelquefois irréparables, et surtout si l'ignorance et des préjugés vulgaires ne viennent pas compliquer la situation.

Ces vérités s'appliquent surtout aux maladies qui affectent le cerveau.

L'intime sympathie qui existe entre l'estomac et le cerveau fait que bien souvent les maladies du cerveau sont occasionées chez les enfants par une irritation d'estomac, imprudemment négligée à son origine et dans sa marche. Combien de fois n'a-t-on pas vu des accidents cérébraux développés par des indigestions. Nous invoquons à cet égard les souvenirs de tous les praticiens qui, comme nous, ont pu enregistrer fréquemment cette observation.

Par conséquent, la première recommandation à adresser aux mères de famille, avant et après le sevrage, cette recommandation capitale consiste à ne pas surcharger l'estomac de l'enfant. De là résulte la nécessité de bien régler les repas à des intervalles convenables, et principalement de restreindre le repas du soir au strict nécessaire. Ainsi, pendant que l'enfant est allaité, pas de bouillies épaisses le soir; mais le lait de sa nourrice; et, après le sevrage, des aliments liquides comme dernier repas de la journée. C'est ici le cas de prémunir les parents contre la déplorable habitude de mettre les petits enfants à table avec la famille et à plus forte raison avec les domestiques.

La vue de mets nombreux et surtout des bonbons et des sucreries qui paraissent au dessert excite l'avidité de ces jeunes créatures auxquelles on a la faiblesse de céder pour ne pas leur faire verser des larmes. Souvent même on les stimule imprudemment, on leur permet de boire quelques gouttes de vin ; et puis il est trop tard pour éteindre l'incendie que l'on a allumé. Le cerveau se ressent de ces funestes condescendances, qui malheureusement se reproduisent chaque jour au sein des familles les plus éclairées.

Une température trop élevée maintenue dans la

chambre, l'excès de clarté, un feu ardent, le bruit, un lit entouré de rideaux qui s'opposent à la circulation de l'air, des monceaux de couvertures et des oreillers en duvet contre lesquels nous nous sommes déjà récrié, la tête coiffée d'un lourd bonnet et placée trop bas, une cravatte trop serrée : ce sont là autant de causes d'irritation au cerveau que nous recommandons d'éviter.

Tous les auteurs qui ont traité cette grave question sont remplis d'observations vraiment effrayantes sur les *congestions cérébrales*, afflux du sang vers le cerveau (*); sur *l'encéphalite*, inflammation du cerveau et de ses enveloppes (**); sur *l'hydrocéphale*, in-

(*) *Congestion* : on désigne ainsi tout afflux du sang dans les vaisseaux d'un organe d'ailleurs parfaitement sain, ce qui a lieu par suite de l'exagération de la force impulsive du centre circulatoire (le cœur). Le cerveau étant un des organes qui reçoivent plus immédiatement l'abord du sang, se trouve par là plus exposé à cette congestion que l'on a caractérisée par l'épithète de *cérébrale*.

(**) Les enveloppes du cerveau, au nombre de trois, sont désignées par le terme générique de *méninges*, d'un mot grec qui signifie membrane; et la science donne à chacune d'elles une appellation particulière. A son tour, l'inflammation de ces membranes a reçu le nom spécial de *méningite*.

La méningite aiguë des enfants présente à peu près les mêmes symptômes que l'encéphalite, et elle exige la même promptitude dans le recours au médecin et toutes les précautions que nous avons recommandées.

flammation du cerveau avec épanchement; nous ne reproduirons pas ici des observations qui exigeraient l'emploi de termes scientifiques; mieux vaut recommander avec une nouvelle insistance de prendre toutes les précautions que nous avons indiquées.

Si, comme cela se rencontre, un enfant était prédisposé à ce genre d'affections par une constitution très-nerveuse et très-irritable, ce serait une raison de plus d'appeler de suite le médecin, même dans la nuit, à la première apparition des symptômes suivants : Douleur de tète accompagnée de chaleur, appesantissement et somnolence, sensibilité et injection des yeux, rougeur des conjonctives, vibration forte des carotides et des artères temporales, chaleur à la peau, fréquence du pouls, agitation du corps et des membres. Parfois encore l'enfant éprouve une soif intense; en cas de sommeil il a des rèves désordonnés, il laisse échapper des cris; des nausées et des vomissements se manifestent, accompagnés de douleur à l'épigastre et quelquefois de diarrhée.

Ces symptômes ne permettent pas le moindre retard; ils annoncent assez haut combien le temps est précieux, si l'on veut que le médecin arrive à propos pour les combattre avec succès.

Mais tandis que l'on court appeler le médecin, il convient d'abaisser la température de la chambre si elle est trop élevée, d'ouvrir les rideaux du lit pour donner de l'air au jeune sujet, de lui exhausser la position de la tête, et d'amortir la chaleur de l'oreiller au moyen d'un drap en toile reployé. On maintiendra la diète absolue; le repos, le silence, l'obscurité sont de rigueur. L'enfant doit boire à petites gorgées de l'eau froide avec un peu de sucre ou de sirop de framboise ou de groseille. Si le ventre est ballonné, on y apposera un cataplasme de farine de graines de lin; en cas de constipation, on passera un petit lavement tiède d'eau de son avec addition de deux cuillerées d'huile d'olive fine; on enveloppera les pieds avec un cataplasme de farine de graines de lin; enfin, pour calmer la chaleur de la tête, on y applique une compresse trempée dans l'eau froide, compresse bien égouttée que l'on change à mesure qu'elle s'échauffe, au moyen d'une autre compresse préparée dans une cuvette placée auprès du lit. Il est fort utile aussi, en cas de douleur très-intense à la tête, de couper toute la chevelure qui concentre la chaleur et paralyse l'action des compresses d'eau froide. Ici finit notre mission de moniteur des mères de famille; nous laissons au médecin les soins et le mérite d'une cure qui n'est pas douteuse, si son arrivée est prompte et si ses prescriptions sont fidèlement observées. Toutefois, avant de terminer ces observations générales, nous éveillerons l'attention de nos lectrices sur les dangers que peut présenter une alimentation trop prompte, donnée pendant la convalescence, quand

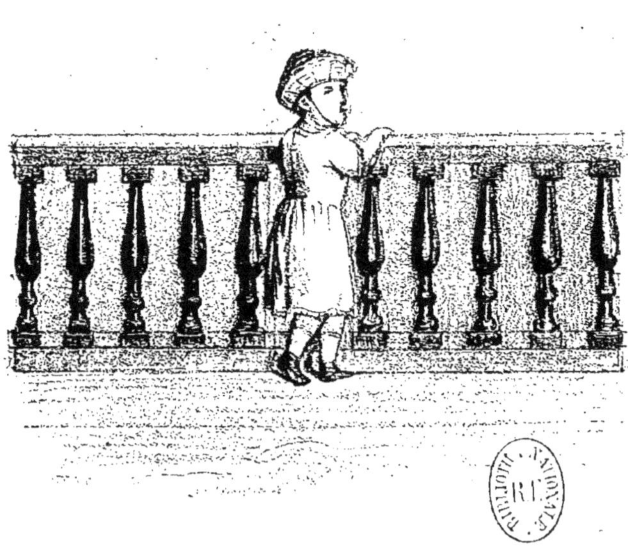

L'ENFANT MARCHANT SEUL ... EN S'APPUYANT
A UNE BALUSTRADE.

le jeune malade échappe à peine à ces redoutables affections : il nous suffira de dire à cet égard que nous avons déjà signalé l'étroite sympathie de l'estomac et du cerveau. De même que l'irritation de l'estomac agit sur le cerveau, les désordres du cerveau peuvent aussi réagir sur l'estomac d'une manière dangereuse.

Une application précoce à l'étude peut encore déterminer les maladies du cerveau ; c'est ce que l'on remarque chez des enfants d'une constitution débile, ayant la tête volumineuse, et qui apportent une grande ardeur à s'instruire. Enfin, les agglomérations d'enfants dans une école fortement chauffée par un poêle, avec l'air chargé de miasmes et la surexcitation que cause une rivalité d'études et de succès, ne sont pas sans danger.

Combien de belles et heureuses natures ont ainsi avorté dans leur fleur, faute de cet équilibre physique sur lequel il fallait d'abord asseoir leur développement intellectuel ! *Ne cherchons pas à avoir des petits hommes de dix ans qui plus tard, comme l'a dit J.-J. Rousseau, seraient de grands enfants.*

Au fait, les enfants des habitants de la campagne, qui grandissent librement en plein air, mangent des mets simples, se livrent à un exercice continuel, et n'éprouvent aucune des excitations dont nous avons parlé, sont rarement sujets aux congestions cérébrales, aux encéphalites, aux méningites, aux hydrocéphales. La nature nous trace sous ce rapport l'exemple qu'il faut suivre dans les villes.

CONVULSIONS.

Maladie terrible, et assez fréquente chez les enfants en bas âge. Les convulsions peuvent avoir pour point de départ soit l'irritation de l'estomac, soit l'irritation du cerveau, le lait d'une nourrice qui vient de se mettre en colère, la présence de vers dans le tube intestinal, ou le travail de la dentition. Une constitution nerveuse et irritable, combinée avec un excès d'alimentation, peut aussi déterminer des convulsions. Des indigestions souvent répétées achèvent d'y prédisposer les jeunes sujets.

Une espèce d'affaissement moral, des contractions et de la roideur dans les membres, des mouvements désordonnés, des tremblements dans les jambes et les bras, l'agitation convulsive des lèvres et de l'œil qui se renverse de manière à n'en plus montrer que le blanc, les traits altérés, une matière écumeuse qui vient à la bouche, et ressemble à de l'eau de savon, quelquefois même un peu de sang mêlé à cette matière écumeuse, les mâchoires contractées avec force, la tête renversée en arrière, l'émission involontaire des urines et des matières fécales, enfin un bruit particulier et un râle muqueux : tels sont les symptômes les plus généraux auxquels il est impossible de se méprendre.

Comme il y a urgence à combattre les convulsions avant l'arrivée du médecin, nous dirons qu'il faut d'abord débarrasser l'enfant de son bonnet et des vêtements qui peuvent le serrer ou le surcharger. On le placera dans un appartement frais, à l'abri du grand jour et du bruit; il est bien de le mettre sur les genoux de sa mère ou de sa bonne, en tenant la tête élevée et les pieds pendants, à peu près sur son séant. On donne un bain de pieds et de jambes dans un seau d'eau tiède. Pendant la durée de ce bain, on couvrira la tête de l'enfant avec un mouchoir plié en quatre et que l'on a trempé dans l'eau fraîche. S'il y a constipation, on passera un lavement d'eau tiède avec deux cuillerées de miel commun et pareille dose d'huile d'olive; un cataplasme de farine de graines de lin doit être appliqué sur le ventre ; on peut aussi laver la figure avec de l'eau fraîche.

Ces moyens tout à fait indiqués par la nature de la maladie et qui ne sont nullement dangereux, peuvent être mis en usage avant l'arrivée du médecin qui combattra les convulsions d'une manière plus directe.

A cet égard, nous retracerons ce qui nous a réussi bien souvent avec des enfants chez lesquels l'irritation était portée au point que la tête était brûlante, la figure vultueuse, le pouls plein et développé. En pareil cas, nous avons pratiqué une saignée du bras, de deux à trois onces, suivant la force, l'âge du sujet, la gravité de l'affection. Lorsqu'il nous était difficile de pratiquer cette saignée du bras, nous la faisions sur le dos de la main , d'abord trempée dans un vase d'eau chaude.

Ces deux saignées ne pouvant pas avoir lieu à cause du manque d'apparence des veines, comme cela arrive chez les enfants chargés de tissus graisseux, nous avons parfaitement réussi en posant une ou deux sangsues derrière chaque oreille aux apophyses mastoïdes, et de plus une ou deux sangsues à chaque cheville des pieds.

Le ventre restant dur et ballonné avec douleur à l'épigastre, nous posions deux sangsues à l'épigastre, et à leur chûte, nous recouvrions cette région d'un cataplasme émollient.

Grâce à cette médication énergique, nous avons eu la satisfaction bien douce de voir cesser les convulsions comme par enchantement.

Avant de terminer cet exposé de nos observations personnelles, nous nous élèverons contre l'usage funeste des vomitifs que l'on employait autrefois dans le but de débarrasser l'estomac, et qui ont pour premier résultat de provoquer des accidents cérébraux de la plus grande gravité. Nous en dirons autant des sinapismes, des bains de pieds sinapisés, des vésicatoires aux mollets, procédés incendiaires dont la science contemporaine a fait justice.

DU SEVRAGE.

Il est reconnu aujourd'hui qu'un allaitement trop prolongé n'est pas avantageux à la santé des enfants ; aussi a-t-on beaucoup avancé l'époque à laquelle on les sèvre.

L'essentiel c'est qu'ils sachent manger : dans ce cas, le sevrage ne présente ni difficulté ni danger. Un enfant bien portant, qui est déjà accoutumé à prendre d'autres aliments que le lait de sa mère ou de sa nourrice, peut donc être sevré à l'âge de neuf mois. Dans d'autres conditions, si le médecin le prescrit, on différera de quelques mois; mais en général, comme il devient assez difficile de les sevrer plus tard, mieux vaut s'y prendre de neuf à douze mois.

M. Al. Donné, dans son excellent ouvrage intitulé : *Conseils aux mères sur l'allaitement*, dit que « la saison est à peu près indifférente pour sevrer les enfants bien portants et d'une bonne constitution. Si on a quelque raison particulière de ménager la transition, on préfère laisser passer l'hiver, et attendre le printemps ou l'été. »

Si c'est la mère qui nourrit son enfant, elle peut se ressentir d'un allaitement trop prolongé, et par conséquent on risque de nuire à deux existences à la fois. Avec une nourrice mercenaire, soit dans la maison des parents, soit à la campagne où réside cette femme, loin de la famille du nourrisson, les inconvénients sont encore plus graves. Il n'y a donc à considérer qu'une chose : la manière dont les enfants mangent des aliments qui leur profitent.

Ce fait constaté par le médecin, il convient de cesser l'allaitement de suite et de terminer le sevrage en quelques jours.

On obtient ce résultat en sevrant d'abord l'enfant pendant la nuit. Pour cela on lui donne de l'eau sucrée au lieu de lait, puis de l'eau pure; et dans la journée on multiplie autour de lui les distractions; on le conduit longtemps à la promenade, si la température le permet.

Quelques enfants se montrent très-attachés au sein de leur mère ou de leur nourrice; il faut qu'ils en soient séparés, ou bien on applique sur le mamelon une substance d'une saveur désagréable. M. le docteur Donné cite l'aloès, comme lui ayant très-bien réussi en pareille circonstance.

Nous avons indiqué la manière dont il fallait rationner l'enfant pendant la durée de l'allaitement;

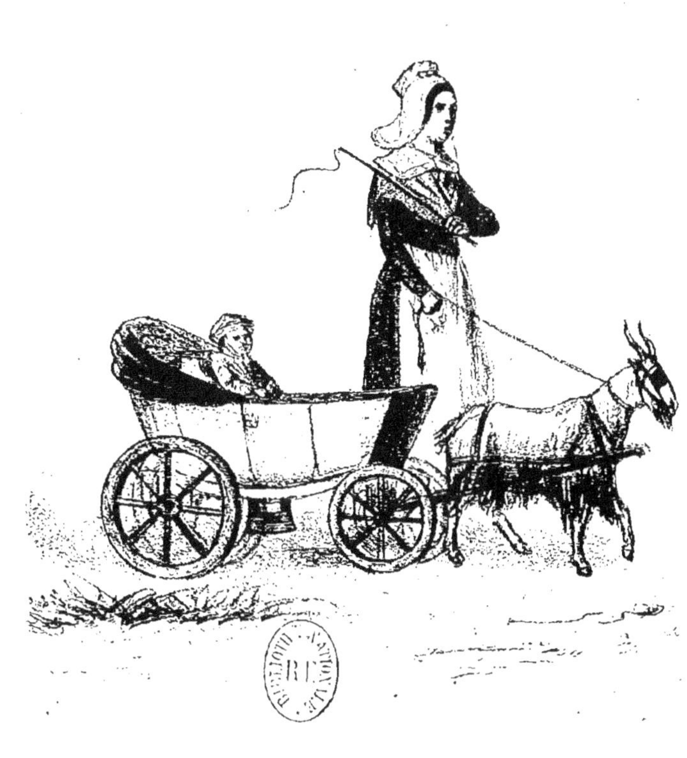

LA BONNE CONDUISANT L'ENFANT DANS UNE
VOITURE ATTELÉE D'UNE CHÈVRE.

après le sevrage, on prendra les mêmes précautions.

On peut donner des soupes légères, du pain rassis, un œuf à la coque légèrement cuit, du riz au lait, des pommes de terre écrasées avec un peu de beurre ou de lait, du bouillon de veau ou de poulet avec addition de riz ou de pain rassis; cette dernière substance est préférable aux farineux qui contiennent beaucoup d'amidon, et sont par cela même plus indigestes. Un peu d'eau pure, ou sucrée, ou avec addition de lait, doit composer toutes les boissons.

Les repas seront donnés à trois heures de distance, et sans être jamais copieux, ni composés d'aliments trop chauds. Nous rappellerons encore que le repas du soir doit être plus léger, pour éviter les indigestions, et on le donnera quelque temps avant l'heure du coucher.

Dans l'intérêt des enfants, quelle que soit leur constitution, forte ou faible, nous repoussons d'une manière formelle les viandes succulentes, bœuf, mouton, gibier, la charcuterie, le poisson, les sucreries, les pâtisseries, le vin, les liqueurs et la bière.

Le sevrage, étant conduit comme nous venons de l'indiquer, s'accomplira le mieux du monde pour l'enfant. Mais la mère ou la nourrice ont des mesures à prendre pour tarir la sécrétion du lait. Les conseils du médecin sont de rigueur pour que cette transition s'opère sans le moindre inconvénient. Assez généralement, on diminue un peu en pareil cas l'alimentation et les boissons ; si les seins sont gonflés et douloureux, on peut y appliquer des cataplasmes émollients, renouvelés plusieurs fois par jour. Quelques verres de petit-lait que l'on boit ont la propriété d'agir comme dérivatif sur le tube intestinal.

VERS INTESTINAUX.

M. le docteur Richard, de Nancy, dit, au sujet des vers intestinaux, que les sucs nutritifs qui restent en stagnation dans le canal intestinal, par la mauvaise élaboration des aliments et du chile qui est séparé et n'est point absorbé par les vaisseaux lymphatiques, étant déjà animalisés, se prêtent à la formation des vers. Parmi les causes éloignées, on reconnaît comme propres à la formation des vers chez les enfants, le défaut d'air et de promenade suffisante, l'humidité des habitations, l'usage des corps gras, des farineux, du lait, du sucre, du beurre, du fromage, ces substances contenant trop de matière alibile. Une fois que les vers se sont formés spontanément, ils continuent à se régénérer, quand même les causes primordiales qui les avaient produits auraient cessé d'exister. Les vers qu'on rencontre dans le tube digestif chez les jeunes sujets, sont *l'oxyure vermiculaire* et les *lombrics*.

« Plusieurs signes révèlent la présence des vers chez un enfant : la pâleur du visage, le teint plombé; les yeux sont sans éclat, ternes, la pupille élargie, et les paupières cernées d'un cercle bleuâtre. Le nez est quelquefois gonflé, tourmenté par un prurit continuel. Il y a chez quelques enfants, saignement au nez, douleur de tête, etc. »

Nous ne prolongerons pas cette citation empruntée à M. le docteur Richard, de Nancy, qui décrit encore d'autres symptômes. Ceux que nous avons reproduits, et le sentiment de douleur, la démangeaison vers le fondement dont se plaignent les jeunes sujets, ne permettent pas de se méprendre. Il ne faut donc pas attendre que les enfants deviennent chagrins et abattus, que leur sommeil soit agité, qu'ils éprouvent du dépérissement; on appellera de suite le médecin, afin qu'il avise aux meilleurs moyens à employer.

Tous les auteurs s'accordent à proclamer que le traitement des vers intestinaux doit être d'abord hygiénique. On supprimera donc les aliments indiqués plus haut comme pouvant contribuer à la formation des vers; on soignera surtout la régularité des digestions, en évitant tout excès d'alimentation. Plusieurs vermifuges sont ordonnés avec succès ; mais c'est au médecin à les désigner d'après l'état de l'enfant et les conditions spéciales qu'un livre ne peut prévoir.

AFFECTIONS CUTANÉES.

Croutes de lait : Affection cutanée qui attaque les jeunes enfants et qui est caractérisée par une éruption de pustules répandues sur le cuir chevelu ou sur la face; quelquefois sur tous les deux en même temps. Ces pustules d'un blanc jaunâtre sont agglomérées et superficielles; en se rompant, elles laissent échapper un fluide qui se concrète et se change en croûtes minces, rugueuses, de couleur jaune ou verte.

L'écoulement recommence avec l'extension des pustules, des croûtes desquelles il sort en les épaississant. Cet écoulement est plus considérable au cuir chevelu, où la peau peut devenir rougeâtre et s'excorier.

On appelle cette affection des noms vulgaires de *croûtes de lait* et de *teigne muqueuse*. Elle est précédée d'un espèce de fourmillement et de cuisson à la peau; et si la maladie s'étend, le prurit devient douloureux. La diminution du suintement annonce l'approche de la guérison, que caractérisent par degrés la chute des croûtes se renouvelant moins, leur amincissement et l'exfoliation de la peau par écailles.

Les auteurs assurent que cette éruption n'est pas contagieuse; pourtant il est prudent d'isoler l'enfant qui en est atteint, surtout pendant le suintement.

Les procédés de traitement sont hygiéniques : lotions adoucissantes à la partie de la peau qui est affectée; bains simples ou à l'eau de son; cataplasmes émollients.

Urticaire : Inflammation exanthémateuse que caractérisent des taches préominentes plus rouges ou plus pâles que le reste de la peau.

Une démangeaison assez vive précède l'urticaire, qui paraît, disparaît, se manifeste de nouveau, et peut être accompagné d'une fièvre plus ou moins forte, continue, rémittente ou intermittente, comme dit M. le docteur Billard. On remarque alors que l'éruption se modère ou s'exaspère, apparaît ou disparaît, suivant les rémissions ou les intermittences de la fièvre. L'urticaire peut se développer à la suite d'ingestion dans l'estomac d'aliments mal préparés, ou renfermant des principes nuisibles. Les moules, par exemple, occasionent parfois l'urticaire.

Des soins hygiéniques, des boissons rafraîchissantes, un bain de propreté après la terminaison de l'urticaire, sont employés avec succès.

Erysipèle : Rougeur qui se manifeste à la superficie de la peau, avec chaleur, cuisson et une sensation douloureuse qui ressemble à l'effet d'une brûlure. Des frissons, la fièvre, des envies de vomir, quelquefois des vomissements, précédent l'érysipèle. Dans cette affection, qui est plus dangereuse à la face d'où elle peut se déplacer brusquement, il existe presque toujours une irritation aux organes digestifs. L'inflammation pouvant pénétrer jusqu'aux membranes du cerveau, on appellera immédiatement le médecin; et, en attendant son arrivée, on mettra le petit malade à la diète, en évitant d'humecter l'érysipèle que l'on doit garantir par un linge fin du contact de l'air. Le repos, la diète et des boissons rafraîchissantes sont indiquées avant la présence du médecin.

GALE : Maladie vésiculeuse qui se développe par le contact. Nous ne nous prononcerons pas entre les opinions soutenues, d'un côté, par Morgagni, attribuant la gale à la présence d'un insecte (acarus scabiei), de l'autre côté, par les docteurs Alibert et Biett, qui ont vainement cherché à constater la présence de cet insecte à l'aide d'instruments microscopiques.

Nous dirons seulement que la gale peut être *simple* et ne présenter aux plis des articulations que les vésicules qui la caractérisent, ou bien *compliquée*: elle réunit alors d'autres modes d'inflammation cutanée, et **M.** le docteur Billard cite à ce sujet l'*eczema*, le *prurigo*, le *lichen*, le *strophulus*, l'*echtyma*.

Du reste, elle est toujours contagieuse. La malpropreté et une mauvaise nourriture prédisposent les enfants à la prendre.

Généralement, dans le premier âge de la vie, la gale ne provoque pas de graves accidents; il importe pourtant de la traiter avec soin, et de veiller sur la convalescence; ce qui rend indispensable le concours suivi du médecin depuis le début de la maladie jusqu'à complète guérison.

Suette miliaire : Fièvre éruptive, contagieuse et très-souvent épidémique. De la lassitude, un mouvement fébrile, un resserrement à l'épigastre, précèdent l'apparition de la vapeur chaude avec odeur fétide qui couvre tout le corps. Au bout de trois ou quatre jours et à la suite de quelques picotements, se manifeste l'éruption miliaire qui paraît au cou, à la nuque, vers les oreilles, dessous les seins, etc. Les vésicules sont de la grosseur d'un grain de millet, perlées, transparentes ; et entre elles on remarque quelquefois des espèces de bulles rouges et enflammées. Les accidents disparaissent ordinairement du huitième au dixième jour. La suette maligne peut être compliquée de gastro-entérite, de pneumonie et de convulsions avec délire.

Cette maladie a fait de grands ravages en Angleterre dans le xve et le xvie siècle; elle a paru aussi plusieurs fois en Picardie.

En cas d'invasion de la *suette miliaire*, on aura soin d'isoler les enfants malades, et d'éviter chez ceux qui n'en sont pas atteints les causes de gastrite. La présence du médecin est de rigueur.

Érythème : Inflammation avec excoriations à la superficie de la peau; ce qui a souvent lieu chez les nouveau-nés par le contact des matières fécales, des urines, et même par le simple frottement des cuisses l'une contre l'autre chez les enfants très-gras. Des soins de propreté et des lotions émollientes dissipent facilement l'érythème, que l'on peut aussi occasioner par des lavages trop fréquents et par l'emploi de linges trop rudes.

A la suite des lotions émollientes, après avoir bien lavé et séché l'enfant au moyen d'un vieux mouchoir de batiste, on peut employer la poudre de lycopode que l'on met dans un morceau de linge très-fin; on en forme une espèce de poupée, et l'on saupoudre ainsi légèrement les parties enflammées et excoriées. De la vieille argile réduite en poudre, et contenue également dans du linge, est encore très-propre à faire disparaître l'érithème. Les gerçures rentrent dans la même catégorie, et on emploie pour les guérir les mêmes moyens.

Engelures : Elles sont assez fréquentes chez les enfants qui souffrent du froid; et le retour de la belle saison suffit pour dissiper les rougeurs plus ou moins étendues, accompagnées de gonflement, de tension, de chaleur, de prurit, et qui quelquefois s'ulcèrent en causant une douleur très-vive.

Les engelures se manifestent aux doigts de la main, aux orteils et aux talons où le frottement des souliers les envenime. L'approche d'un foyer ardent ajoute à la souffrance qu'elles causent.

Il importe donc de préserver les enfants, depuis la naissance jusqu'à la puberté, contre le retour des engelures, qui souvent se reproduisent chez le même sujet à chaque hiver rigoureux. L'essentiel est de défendre les enfants contre l'action du froid et de l'humidité, et de fortifier d'avance les mains et les pieds avec des frictions aromatiques. Lorsque les engelures prennent de l'extension et deviennent très-douloureuses, on a recours à de légers cataplasmes préparés avec de la fleur de sureau, et animés par quelques gouttes d'eau de Cologne : un exercice modéré au commencement de l'hiver est excellent contre les engelures.

FURONCLE : C'est une tumeur qui s'élève du tissu cellulaire à la surface de la peau, devient dure, douloureuse, et présente au centre une saillie aiguë qui lui a fait donner le nom de *clou*. « Le furoncle provient, dit le *Dictionnaire de Médecine* de Nysten, de l'inflammation de quelques-uns des prolongements du tissu cellulaire sous-cutané, qui pénètrent dans les mailles du derme, accompagnés des vaisseaux et des nerfs qui s'épanouissent à la surface de la peau. Ces prolongements cellulo-vasculaires et nerveux, se trouvant étranglés par les mailles du derme, qui, lui-même, participe à l'inflammation, ne reçoivent plus les principes nécessaires à leur nutrition; et de là, la formation d'un *bourbillon*, véritable corps étranger. »

Presque toujours le furoncle ou les furoncles sont accompagnés d'absence d'appétit, de soif; la bouche est sèche et pâteuse, et le sujet qui en est atteint a un goût prononcé pour les boissons froides et acidulées. On ne voit guère de furoncles chez les enfants en bas âge. Nous n'indiquons pas de traitement spécial qui doit être prescrit par le médecin, à cause de l'état où se trouve le tube intestinal.

Nous ne parlerons pas ici des affections dartreuses qui se manifestent quelquefois chez les enfants, et qui sont caractérisées par des éruptions de forme, d'aspect, de nature variés. Comme ces éruptions dépendent de la constitution particulière du sujet ou d'un vice organique spécial, il importe de s'adresser au médecin dès la première invasion de cette affection cutanée; car il faut une thérapeutique appropriée à la fois à la situation du petit malade et au caractère de cette phlegmasie de la peau.

CHAPITRE XVII.

CHUTE DU RECTUM. — HERNIE OMBILICALE. — HYDROCÈLE CONGÉNIALE. — INCONTINENCE D'URINE. — CALCUL VÉSICAL. — ABCÈS. — SCROPHULES. — RACHITISME.

Il arrive assez souvent chez les enfants que la troisième et dernière portion du gros intestin, appelée *rectum*, par suite d'un relâchement de la membrane interne, franchit le sphincter et forme une tumeur au dehors de l'anus.

Plusieurs causes peuvent déterminer cet accident : la dentition et les diarrhées qu'elle occasione, la présence de vers intestinaux, la constipation, le ténesme, des efforts pour uriner lorsqu'il y a des calculs dans la vessie, enfin l'état de faiblesse du sujet.

A la première manifestation, on doit appeler le médecin, qui non-seulement rétablira l'intestin dans sa position normale, mais qui encore indiquera ce qu'il faut faire pour prévenir le retour de cet accident qui peut présenter des dangers.

Si le médecin est absent, on emploiera un linge fin bien huilé, avec lequel on saisira le bourrelet formé par l'intestin ; une pression continuée avec précaution le réduira peu à peu, de manière à le remettre en place. Pendant ce temps, on couche l'enfant sur le ventre, et, après, on lui applique une petite compresse imbibée d'eau fraîche, que l'on consolide au moyen d'un bandage en croix, lequel maintient l'intestin.

Hernie ombilicale. Cette hernie, qui est fréquente chez les enfants, se montre du deuxième au quatrième mois. C'est une portion d'intestin qui sort par l'anneau ombilical.

M. le docteur Richard, de Nancy, décrit ainsi cette hernie : « Les cris répétés d'un enfant qui souffre, qui n'est point soigné convenablement, impriment aux viscères un mouvement de dedans en dehors. La cicatrice de l'ombilic cède, à cause de l'imperfection des parois abdominales de l'enfant ; les intestins dilatent cette cicatrice, la poussent devant eux, s'y introduisent avec le péritoine, et alors naît une tumeur peu sensible d'abord, plus considérable ensuite, et qui se présente avec tous les signes caractéristiques des hernies. L'intestin grêle et l'épiploon forment ordinairement le contenu de la hernie ombilicale. »

Nous n'avons pas besoin de dire que la présence du médecin est indispensable; en l'attendant, on doit coucher l'enfant sur le dos, la tête basse, les genoux rapprochés de la poitrine : on agit comme nous venons de l'indiquer pour la chute du rectum, mais sans employer d'huile. La réduction opérée, on applique sur l'anneau ombilical une compresse carrée en toile, que maintient un bandage circulaire fixé avec des épingles.

Nous ne parlons pas des autres hernies, parce qu'elles sont beaucoup plus rares chez les enfants.

Hydrocèle congéniale. Accumulation de liquide dans la tunique vaginale du testicule. Cette maladie, sans être très-grave, réclame, dès qu'on s'en aperçoit, les soins du médecin. L'application de compresses trempées dans des liqueurs astringentes, telles que l'eau de Goulard, le vin de Roussillon, l'eau vinaigrée, etc., et maintenues sur le scrotum, au moyen d'un petit suspensoire, ont quelquefois amené la guérison.

Incontinence d'urine. Cette infirmité, que l'on remarque chez de jeunes enfants, et qui peut persévérer jusqu'à la puberté mérite une attention spéciale.

L'incontinence d'urine qui n'a lieu que la nuit et pendant le sommeil de l'enfant qu'elle n'éveille même pas, est moins grave que lorsqu'elle est continue. Mais dans les deux cas, il importe d'y obvenir. Pour cela, on ne donnera le soir aux enfants que la quantité de liquide suffisante pour étancher leur soif; ensuite on aura soin de les mettre sur le vase de nuit avant de les coucher, et dans le lit on les placera sur le côté droit de préférence.

Il convient aussi de les éveiller dans la nuit pour les faire uriner.

Le médecin de la famille indiquera le régime et les moyens thérapeutiques que réclame cette infirmité.

CALCULS VÉSICAUX. Lorsque des corps solides séjournent dans la vessie, les sels de l'urine se déposent autour de ces corps et forment le noyau de véritables calculs, que peuvent encore déterminer d'autres causes. Nous voyons dans les *Nouveaux Éléments de pathologie médico-chirurgicale* de MM. les docteurs Roche, Sanson et A. Lenoir, qu'on rencontre les calculs vésicaux le plus ordinairement chez les vieillards; après eux, *chez les enfants*, et surtout, suivant Boyer, entre l'âge de quatre à neuf ans.

Dès que l'enfant éprouve de la souffrance en urinant, il est urgent de recourir au médecin pour en connaître la cause. Il nous est arrivé deux fois, à des époques récentes, de diagnostiquer la présence d'un calcul vésical, sans avoir employé la sonde. La première fois, il s'agissait d'un enfant de trois ans; la seconde, d'un enfant de huit ans. Tous les deux présentaient les symptômes suivants : gêne et douleur en urinant, des temps d'arrêt pendant l'émis-

sion des urines, des besoins fréquents d'uriner, arrachant des cris aux jeunes sujets dont les matières
fécales s'échappaient involontairement avec chute du
rectum ; marche vacillante, presque convulsive, avec
croisement des jambes ; sentiment de souffrance et
de pesanteur au fond de la vessie, etc. La réunion
de ces symptômes ne nous permettait pas le moindre doute à l'égard de la présence d'un calcul, et le
cathétérisme explorateur de la vessie confirma notre
diagnostic.

Soumis tous les deux à l'opération de la taille par le
procédé bi-latéral qu'a inventé l'illustre Dupuytren,
opération qui a été pratiquée avec beaucoup d'habileté par notre honorable collègue, M. le docteur
Seutin, que nous avions choisi à cet effet, ces enfants jouissent aujourd'hui de la plus brillante santé.

Nous ne parlerons pas de la *lithotritie,* procédé
qui consiste à broyer les calculs dans la vessie, et qui
les détruit complètement sans recourir à l'opération
que nous avons indiquée plus haut ; la lithotritie,
pratiquée avec tant de succès sur les adultes par
MM. les docteurs Civiale, Le Roy d'Etiolles, Amus-
sat, de Paris, etc., n'est généralement pas employée
à l'égard des enfants en bas âge.

Abcès. On désigne ainsi toute collection de pus
qui se forme sur les différentes parties du corps à
la suite d'une inflammation très-aiguë caractérisée
par une tuméfaction rouge et douloureuse, où à la

suite d'une inflammation qui s'est développée dans l'intérieur des tissus. Les abcès se divisent en *aigus* et en *chroniques*, ou en *froids* et en *chauds*. Il y a encore les *abcès par congestion*, qui se forment à une distance plus ou moins grande du siége de la maladie qui les cause.

Nous lisons dans le *Nouveau Dictionnaire de Médecine*, rédigé par MM. A. Béclard, Chomel, H. et J. Cloquet, Orfila, que « le diagnostic des abcès en général est très-vague et très-obscur, tant que la collection de pus n'est pas accessible au toucher ; hors de ce cas-là, en effet, il n'y a guère d'autres signes que l'existence antérieure de l'inflammation, la persistance de la douleur, et des frissons irréguliers qui ont succédé à la fièvre symptomatique. Quand, au contraire, la tumeur est devenue accessible au toucher, elle présente de la fluctuation. »

Nous insistons sur ces observations qui réclament l'expérience du médecin, lequel peut seul bien apprécier cette fluctuation et délivrer l'enfant atteint d'un abcès, par l'ouverture du foyer et l'évacuation du pus. L'ouverture se pratique au moyen de la ponction ou de l'incision, et l'évacuation du pus à l'aide de pressions lentes et légères.

Mais, avant la formation de l'abcès, au début de l'inflammation, les parents peuvent très-bien prendre quelques précautions tout à fait inoffensives, indiquées par l'état même du petit sujet, et qui consistent :

1° Dans le repos de l'organe malade; 2° la diète et les boissons rafraîchissantes, légèrement acidulées; 3° les bains entiers, amidonnés, ou avec addition de son, ou avec racine de guimauve : le séjour dans ce *bain tiède* doit être assez prolongé pour obtenir l'effet désiré; 4° au sortir du bain, l'enfant, bien séché à l'aide de linges chauds, sera replacé au lit, et on couvrira la partie malade d'un léger cataplasme de farine de graine de lin, cuit à bonne consistance; on peut, au besoin, remplacer la farine de graine de lin par un cataplasme de mie de pain blanc, fait avec de l'eau (le lait a l'inconvénient de s'aigrir, ce qui rend le cataplasme irritant, défaut qu'offre la farine de graine de lin qui a vieilli); 5° changer ce cataplasme plusieurs fois par jour en été, moins souvent en hiver.

Si la famille réside à la campagne, et que le médecin ne puisse pas venir immédiatement, on peut appliquer deux ou trois sangsues dans le pourtour de la tumeur, en surveillant attentivement l'émission sanguine.

Il nous est souvent arrivé par cette méthode d'arrêter le développement de l'inflammation et d'empêcher la formation de l'abcès.

SCROPHULES. Dégénération des ganglions lymphatiques superficiels, et particulièrement de ceux du cou, avec altération des fluides qui les pénètrent. Des affections héréditaires, une disposition constitutionnelle, l'allaitement par une nourrice scrophuleuse, les contrées marécageuses, les habitations humides, privées de l'action bienfaisante de l'air et du soleil, une alimentation insuffisante, le manque d'exercice, expliquent la présence des scrophules.

Nous avons déjà indiqué comment il fallait remédier à ces affections quand elles sont héréditaires, nous avons dit qu'il fallait d'abord choisir une excellente nourrice et placer l'enfant dans un climat salubre; ainsi l'île de Corse, par exemple, est entièrement exempte de scrophules. Le choix de la nourrice et du climat est donc la première condition à observer.

Quant aux moyens de combattre les scrophules, la science contemporaine est arrivée à cet important résultat. Pour cela, il faut un traitement long et suivi avec persévérance; l'hygiène en forme la base: il s'agit, en effet, de ramener le système lymphatique à son état normal, en faisant prédominer le système sanguin; c'est ce qu'on peut appeler refaire un nouvel être.

On y parvient en faisant allaiter l'enfant par une jeune et robuste nourrice, d'une constitution irréprochable, brune de peau et de chevelure, qui réside dans un lieu élevé, bien aéré et exposé aux rayons du soleil. Pendant l'allaitement, on commence à administrer chaque jour à cet enfant deux à trois cuillerées (à café) d'huile de foie de raie, dose que l'on augmente peu à peu en raison de ses bons effets.

Les soins de propreté sont de rigueur; on met de la flanelle sur la peau; on fait soir et matin des frictions sur les bras, les jambes, les cuisses et les reins, avec de la flanelle ou une brosse douce, dans le genre de celles qu'emploient les médecins anglais; on donne des bains de mer artificiels que l'on obtient au moyen d'une dissolution de sel brut dans l'eau exposée aux rayons du soleil; il faut deux ou trois bains de ce genre par semaine, et y laisser le petit enfant pendant dix à douze minutes que l'on emploie à le frictionner légèrement avec une éponge.

Après le sevrage, poursuivre les mêmes soins, augmenter les doses d'huile de foie de raie, continuer les bains et les frictions indiqués, donner une bonne nourriture, composée de viandes rôties, en se réglant sur l'état des organes digestifs; prescrire de fréquentes promenades, des exercices modérés par un beau temps : le succès s'obtient à ces conditions.

CHAPITRE XVIII.

INFIRMITÉS. — DIFFORMITÉS. — IMPER-FORATIONS. — FISSURES. — BEC DE LIÈVRE, ETC. — ENVIES. — PIEDS-BOTS. — DÉVIATION DE L'ÉPINE DORSALE. — OR-THOPÉDIE. — RACHITISME. — IDIOTISME. — ACCIDENTS. — COUPS. — BRULURES. — CHUTES. — ÉPISTAXIS. — DÉFAILLANCE. — CRIS. — SANGLOTS. — ENTORSE. — LUXA-TION. — FRACTURE. — ANKYLOSE.

Les infirmités et les difformités ne devraient pas à la rigueur entrer dans le cadre de l'*Hygiène de l'enfance*, puisqu'elles se révèlent d'une manière trop évidente pour devoir être signalées à l'attention des parents; mais nous tenons à compléter autant que possible notre œuvre et à n'y pas laisser de lacunes. Il est d'ailleurs des infirmités et des difformités qui proviennent du manque de soins, d'une imprudence, d'un accident, et dans ce cas nous devons insister sur les précautions qui peuvent les prévenir, ou sur les mesures qui peuvent les réparer. Enfin, nous avons à nous occuper, en passant, de l'art et de la science modernes qui, sous le nom d'*orthopédie,* remédient, surtout chez les enfants, à beaucoup de difformités corporelles, résultant de maladies ou même remontant à l'époque de la naissance.

En supposant, comme nous l'avons fait (*), que la femme en état de grossesse est pénétrée de l'importance du rôle que la nature lui assigne, et qu'elle remplit d'avance sa mission maternelle envers l'enfant qu'elle porte dans son sein, nous avons indiqué les soins à prendre, les prescriptions à observer pour ne pas commettre d'imprudences funestes à deux existences à la fois.

Mais, malgré tous les soins, toutes les précautions, les nouveau-nés peuvent offrir des vices de conformation, résultant de l'aberration des lois de l'organogénie.

C'est un événement bien douloureux quand ces vices de conformation sont irrémédiables; mais il en est d'autres que la science est parvenue à conjurer. Ainsi un accoucheur instruit et expérimenté n'a pas besoin de nos indications et de nos conseils pour

(*) Voir page 2, au chapitre *de la grossesse.*

remédier aux *imperforations* ou *occlusions* de canaux ou d'ouvertures qui doivent être libres et communiquer avec l'intérieur.

Nous ne parlerons pas non plus de la fisssure labiale, vulgairement appelée *bec de lièvre*, fissure qui se guérit très-bien par une opération sans danger, mais que l'on ne pratique que lorsque l'enfant a atteint un certain âge.

La *fissure nasale*, celle de la langue, d'autres encore, n'ont pas besoin d'être indiquées ici; ce serait nous arrêter sur des exceptions heureusement très-rares, et qui tombent tout à fait sous la responsabilité de l'homme de l'art chargé de l'accouchement.

Les envies (nævus), les taches sanguines, les taches mélaniennes à la teinte plus sombre, ne doivent pas non plus nous occuper. Mieux vaut renvoyer nos lectrices aux recommandations que nous donnons pour le temps de la grossesse, recommandations qui portent à la fois sur le physique et sur le moral (*).

Quant aux difformités graves, telles que les pieds-bots, les déviations de l'épine dorsale avec gibbosités, etc., elles sont dans plusieurs cas susceptibles de guérison au moyen des traitements orthopédiques, pour lesquels nous renvoyons aux ouvrages spéciaux. Un de nos honorables compatriotes, M. le

(*) Voir pages 3 et 4.

docteur Jules Guérin, de Boussu, établi depuis longues années à Paris, s'est fait à cet égard une réputation européenne.

Une citation empruntée à un intéressant travail de M. le docteur F. Ratier, de Paris, précisera pour nos lectrices ainsi que pour les hommes du monde les bienfaits de l'orthopédie.

Orthopédie.—Les deux mots grecs qui composent cette expression scientifique, et qui signifient *droit* et *enfant,* indiquent le redressement accompli dans le premier âge de la vie. Pourtant ce genre de traitement peut avoir lieu plus tard avec succès. Mais, dans notre spécialité (*Hygiène de l'enfance*) laissons prévaloir le terme *d'orthopédie.*

« L'orthopédie, dit M. Ratier, est plus étendue qu'on ne le croit généralement; dans le monde, on ne l'applique guère qu'au redressement des courbures anormales survenues dans les os : elle devrait avoir pour objet de prévenir les difformités plutôt que de les guérir; et dans ce sens elle devrait faire une partie importante de l'éducation physique, car il est bien rare que nous apportions en naissant une constitution assez parfaite pour qu'il n'y ait rien à réformer.

..... » Malgré tous les soins, il peut survenir après la naissance des difformités diverses, ou bien le sujet les a apportées en venant au monde; et l'art peut y remédier, soit d'une manière complète, soit au moins pour en borner les progrès. En effet, il faut bien se le persuader, telle est la solidarité des différentes parties du corps, que tout dérangement survenu dans un point quelconque, tend à se propager d'une manière incessante et à entraîner un trouble des fonctions qui rend l'existence pénible, et même peut l'abréger.

» Les difformités ont leur siége dans les os ou dans les parties molles, souvent dans les unes et dans les autres. Dans le premier cas, elles dépendent presque toujours d'une maladie qui a empêché les os de se consolider régulièrement, ou qui plus tard a diminué leur consistance, et qui les a livrés ainsi à des tractions musculaires qui les ont courbés. Quant à celles qui occupent également les parties molles, elles consistent tantôt dans des réunions anormales, tantôt dans des divisions contre nature, ou bien encore dans des indurations partielles, suites d'inflammations chroniques.

» Les moyens de corriger ces diverses altérations de forme sont empruntés à la mécanique, à la gymnastique ou à la chirurgie; et il est tel cas où l'on a besoin de les faire concourir au même but simultanément ou successivement.

» Les moyens mécaniques, d'abord simples, ne consistaient qu'en quelques coussins, des attelles et des bandages très-faciles à établir. Plus tard, on a imaginé des appareils complexes, garnis de ressorts, de poulies, de crémaillières, etc., dont les uns sont fixés au lit, tandis que les autres s'adaptent aux parties affectées et permettent une certaine locomotion. Mais, en définitive, tous ces appareils se réduisent à un petit nombre d'actions, savoir : de tirer ou de pousser, d'étendre les parties ou de les refouler.

» Les ressources de la gymnastique sont une partie puissante de l'orthopédie. Le développement que prennent les parties soumises à un exercice continu, l'atrophie où tombent celles qui sont condamnées à une immobilité plus ou moins durable, sont des raisons suffisantes de considérer les exercices partiels comme des moyens très-réels de guérison. Mais pour être efficaces, il faut qu'ils soient habilement combinés et gradués, et plus encore peut-être employés avec une persévérance et une régularité malheureusement trop rares. D'ailleurs, outre la gymnastique directe et spéciale des parties affectées, la gymnastique générale est d'un grand secours; en effet, de concert avec les autres moyens hygiéniques et le traitement médicamenteux, elle modifie avantageusement la constitution et tend à y rétablir l'équilibre.

» Enfin, on a joint, dans ces derniers temps, à ces deux ordres d'agents thérapeutiques la section des tendons. L'observation plus attentive a démontré, dans beaucoup de cas, que la contraction spasmodique des muscles fléchisseurs ou extenseurs était une cause permanente de difformité, et que la section des tendons y remédiait avec une promptitude et une efficacité surprenantes.

» Des expériences très-multipliées ont prouvé l'innocuité de cette section pratiquée sous la peau, c'est-à-dire au moyen d'un petit crochet tranchant, qui s'introduit par une incision ayant moins d'un centimètre de long, tellement qu'on a peine souvent à en retrouver la trace. On peut dire que la section des tendons a commencé une ère nouvelle pour l'orthopédie, ou plutôt qu'elle est venue compléter cette partie de l'art de guérir, malheureusement devenue bien nécessaire de nos jours.

..... » Les traitements orthopédiques exigent généralement que les malades soient transportés dans des établissements spéciaux, dirigés par des médecins ayant une grande expérience du traitement des difformités, et pourvus de toutes les ressources qu'il est difficile de réunir dans une maison particulière. »

RACHITISME. Déviation et ramollissement des os. Les passages que nous venons de citer sur l'orthopédie, les détails dans lesquels nous sommes entré à l'article du *carreau* et des *scrophules*, abrègent notre tâche au sujet du ramollissement des os et de la déviation de leur forme et de leur rectitude normales. Cette affection se portant plus spécialement sur la colonne rachidienne (vertébrale), on lui a donné le nom de *rachitisme*.

Le défaut d'exercice ou un exercice trop précoce, la privation de sommeil, des travaux manuels prématurés, des études excessives, une position sédentaire sur une chaise ou sur un fauteuil, laissant les muscles du dos trop inactifs, la mauvaise nourriture, une habitation malsaine, le manque de soins, de propreté, d'air, de soleil, les suites de diverses maladies négligées, et une prédisposition constitutionnelle contribuent à cette affection.

Il faut sevrer de bonne heure les enfants à la mamelle qui se trouvent dans ce cas, et leur interdire les farineux, le lait, les fruits; mais il s'agit d'abord de combattre les causes occasionelles, surtout quand elles proviennent des suites d'une autre maladie. Une nourriture saine, des viandes rôties, des boissons toniques sans être ni échauffantes ni excitantes, des bains de mer artificiels, comme nous avons indiqué contre les scrophules, l'air et le soleil, des lits de fougère ou de plantes aromatiques, des soins hygiéniques, et le traitement orthopédique, peuvent conjurer et dissiper cette redoutable affection.

Idiotisme ou Idiotie. On désigne ainsi une incapacité à toute espèce de fonction cérébrale, un manque absolu de facultés intellectuelles et morales. Deux célèbres médecins français, dont l'opinion fait autorité à cet égard, ont donné les définitions suivantes : Pinel considérait l'*idiotisme* comme une stupidité plus ou moins prononcée, un cercle très-

borné d'idées avec une nullité complète de caractère. Le docteur Esquirol appelait *idiotisme* l'absence
congéniale de l'intelligence, état qui coïncide presque toujours avec un défaut du développement du
cerveau.

Les remarquables travaux de deux médecins de
Paris, MM. Falret et Voisin, ont agrandi le cercle
des précieuses observations de leurs devanciers; ils
ont créé, si nous pouvons parler ainsi, une *orthopédie et une gymnastique intellectuelles.*

Des enfants, atteints d'idiotisme ou d'*imbécillité*,
sont parvenus, grâce à une direction habile, à une
série d'exercices parfaitement gradués, à acquérir
quelques instincts relatifs à leur conservation; ils
ont compris le danger qu'offrent le passage rapide
d'une voiture, un cours d'eau, un précipice, un
foyer ardent. Ils sont arrivés peu à peu à appliquer
quelques idées pratiques, à aimer les soins de propreté, les recherches de la toilette, à satisfaire leur
appétit sans voracité, à éprouver des affections.
M. le docteur Voisin a obtenu sous ce rapport de
véritables triomphes qui honorent à la fois son talent et son cœur.

On doit donc reconnaître différents degrés d'i-
diotisme, et établir une distinction avec le *crétinisme* qui fait de si nombreuses victimes dans plusieurs vallées profondes du Valais en Suisse, de la
Savoie, du Tyrol et des Pyrénées. Le *crétinisme* en

quelque sorte héréditaire dans ces vallées est attribué à certaines propriétés dangereuses des eaux que l'on y boit.

M. le docteur Fossati dit à cet égard que l'idiotie des crétins du Valais ne dépend pas seulement du défaut de développement de la masse cérébrale; elle provient dans la plupart des cas de tout autre cause : chez eux le cerveau se trouve engourdi par la présence d'une eau répandue parmi ses différentes parties, et la texture de ses fibres n'a pas la consistance ordinaire.

Un grand pas a été fait, comme nous l'avons indiqué, puisque l'idiotisme de naissance, que l'on considérait naguère comme incurable, a été combattu avec quelque succès. Espérons qu'à cet égard la science n'a pas dit son dernier mot, et que les importants travaux phrénologiques des Gall, des Spurzeim, des Broussais, aideront à reconquérir à la société des êtres qui semblaient exclus de son sein.

ACCIDENTS. Nous employons ce mot dans son acception la plus générale, et non dans un sens médical, nous entendons par là cette longue série d'accidents plus ou moins graves qui peuvent avoir lieu soit par l'ignorance ou l'imprudence des enfants, soit par la négligence des personnes qui doivent veiller sur cet âge de la vie, où l'on n'a ni l'instinct ni la conscience du danger.

Une *chûte*, que dissimule une nourrice ou une

bonne, dont le silence est bien coupable, car il suffisait de révéler le fait pour que le médecin y remédiât, un *coup* à la tête, à la poitrine, au ventre, à la colonne vertébrale, aux articulations, surtout à celle de la cuisse, etc.; une *contusion* qui, même en se manifestant à l'extérieur, ne dit pas comment elle a eu lieu; l'impossibilité pour les enfants jusqu'à un certain âge d'expliquer la nature et la cause de ces accidents : voilà de quoi nous faire insister sur la moralité et la véracité des personnes qui entourent les enfants.

En pareil cas, le silence ou le mensonge sont des crimes : car ils peuvent déterminer une infirmité, une difformité, et même la mort; on commet donc un homicide volontaire.

Ces recommandations s'adressent aussi aux parents qui quelquefois usent de réticences ou même de dissimulation avec le médecin. La santé est le bien le plus précieux, le plus riche héritage que l'on puisse transmettre; sans ce bien que sont noblesse, fortune, puissance, talent ?

Il y a donc pour tous ceux qui environnent les enfants, et à plus forte raison pour un père et une mère, de grands devoirs à remplir. Un philosophe ancien disait que l'on doit traiter les enfants avec un respect religieux. Ce principe ne s'applique pas seulement au moral, mais encore au physique.

Epistaxis : Saignement par le nez. Le saignement

par le nez est une des hémorrhagies les plus fréquentes, tant en santé qu'en maladie, il peut être la conséquence des chûtes, des coups, des accidents que nous venons d'indiquer; il importe donc d'en connaître l'origine.

Dans d'autres circonstances, il peut offrir quelques dangers chez les enfants à cause de l'état de pléthore qui l'occasione. En ce cas, la perte de sang peut être si fréquente et si forte que la face pâlit, que le pouls devient petit, intermittent, et que le jeune sujet finit par tomber en *défaillance*. Il ne faut pas hésiter à recourir au médecin.

En attendant son arrivée, on appliquera sur le front du jeune sujet, une compresse d'eau froide, vinaigrée. Si l'enfant est assez intelligent pour comprendre ce qu'on lui ordonne, on lui fait aspirer de l'eau vinaigrée. Un bain de pieds dans un seau d'eau tiède avec addition de vinaigre et de sel est encore un moyen à employer. Les pieds resteront plongés pendant dix à douze minutes dans ce bain qui est légèrement stimulant. On tiendra la tête de l'enfant haute, pour que le sang ne coule pas dans la gorge, si la température de la chambre est trop élevée, on aura soin de l'abaisser.

Cris : On ne saurait apporter trop d'attention aux cris des enfants, car dans la première époque de l'existence c'est le seul moyen qu'ont les nouveau-nés de manifester leurs besoins, leurs sensations, leurs colères, leurs souffrances. Une mère ne se méprend pas, en entendant même de loin des cris d'enfant, avant de l'avoir vu, elle reconnait le sien, et elle devine aussi la cause de cette bruyante manifestation.

Un médecin français, qu'une mort prématurée a enlevé à la science à l'âge de trente-deux ans, mais qui a su empreindre de glorieuses traces de son rapide passage sur la terre, M. le docteur Billard a expliqué tout ce qui concerne le cri de l'enfant avec autant de lucidité que de profondeur. D'après les observations de cet homme remarquable, le cri se compose de deux parties distinctes, l'une se fait entendre dans *l'expiration*, c'est le *cri* proprement dit; l'autre est le résultat de *l'inspiration*, c'est la *reprise*.

Il ne faut pas s'abuser sur la nature des cris; ils ont des dangers, et lorsque l'enfant se livre à cette manifestation bruyante, il est imprudent de l'exciter à boire ou à manger, comme on le fait trop souvent, il vaut mieux chercher à reconnaître la cause de ces cris, et calmer la douleur qui les arrache ou la colère qu'ils expriment. Dans ce dernier cas quelques gouttes d'eau vivement jetées à la face produisent un bon effet en dissipant un emportement dont la durée est toujours à redouter, surtout chez les enfants en bas âge.

Nous en dirons autant des sanglots et des larmes, il importe de rechercher promptement les causes qui les produisent, et d'y remédier par des distractions, au moyen d'un chant doux et mesuré, de quelques sons tirés d'un piano ou d'un instrument de musique, ce qui excite l'attention des enfants, et calme leurs colères et leurs peines essentiellement mobiles comme leurs impressions. La promenade, si le temps et la santé de l'enfant le permettent, est encore une diversion fort utile, et très-efficace ; si on ne peut pas sortir de la maison, il suffit bien souvent de présenter l'enfant devant un miroir, et de le transporter ainsi d'une chambre à l'autre.

Brulures : Ce genre d'accidents se reproduisant très-fréquemment, surtout dans nos contrées à cause des poëles et des grilles, fortement chauffées pendant une partie de l'année, nous recommanderons aux mères de famille de s'adresser au médecin si la brûlure a une certaine gravité par son étendue et sa profondeur. Nous exprimerons la même opinion au sujet des brûlures causées par des liquides en ébullition. La douleur que fait éprouver une brûlure même légère a besoin d'un soulagement immédiat, surtout dans le premier âge de la vie. On emploiera donc de suite quelques-uns des moyens de soulagement consacrés par l'expérience. Nous indiquerons comme tels la gelée de groseille qui, appliquée sur la brûlure, calme aussitôt la douleur, et favorise la guérison ;

De la ouate de coton cardé dont on recouvre la

partie brûlée, sans autre préparation, en l'y laissant à demeure jusqu'à cicatrisation parfaite; seulement au premier moment de l'application, la ouate ajoute à la douleur pour la calmer ensuite par degrés ;

Des pommes de terre crues râpées; des compresses trempées dans l'eau froide ou l'huile fine; enfin dans beaucoup de maisons, on prépare des fleurs de lis avec de l'huile fine d'olive; cette préparation est excellente contre les brûlures qu'il est essentiel de mettre à l'abri du contact de l'air.

Coupures, blessures. Il arrive bien souvent que les enfants se coupent ou se blessent avec des couteaux, des ciseaux, des fragments de verre ou de faïence que l'on laisse imprudemment à leur portée. Nous prescrirons d'abord un excès de précautions, et si les enfants, malgré toute la surveillance qui les entoure, viennent à se blesser, on s'occupera de suite d'arrêter l'hémorrhagie, et en cas de blessure un peu grave, on appellera le médecin. On arrête l'hémorrhagie en lavant la plaie, en appliquant sur cette plaie le pouce et l'index de manière à en rapprocher les bords; ensuite on se sert d'une bande de taffetas d'Angleterre, humectée avec de la salive, que l'on appose sur la blessure. Du taffetas d'Angleterre et une petite provision de sparadrap doivent se trouver dans toutes les maisons et surtout à la campagne.

Entorse : Premier degré de la luxation consistant

dans le tiraillement violent des parties molles qui environnent une articulation, comme le pied, le poignet, le genou, etc., et qui cause quelquefois la déchirure des ligaments latéraux.

Les médecins les plus célèbres considèrent les entorses comme des accidents très-graves, à cause des conséquences qu'elles peuvent avoir.

Nous avons vu à Paris, à l'Hôtel-Dieu et aux hôpitaux de la Pitié et de la Charité, plusieurs amputations de la jambe faites par Dupuytren, Lisfranc, Boyer, à la suite d'entorses négligées par l'imprudence des familles. Le même fait s'est reproduit à Bruxelles, chez divers sujets dont la jambe a été amputée à l'hôpital Saint-Pierre, par notre honorable collègue, M. le docteur Seutin.

Des tumeurs blanches, occasionées par l'entorse, avaient nécessité l'opération.

On ne doit donc pas négliger un accident qui peut rendre un enfant infirme pour toute sa vie; les entorses réclament de la part des parents la plus grande circonspection et une confidence sans réserve au médecin : car chez les enfants la marche de la maladie est rapide; les os étant très-spongieux, et par conséquent, plus susceptibles de s'altérer que chez les adultes.

La douleur au moment de l'accident, puis l'engorgement autour de l'articulation, la tuméfaction et la tension, sont les signes les plus évidents de l'entorse qui se révèle encore par la gêne et les souffrances au moindre mouvement. Pendant qu'on envoie chercher le médecin, il est utile d'environner la partie souffrante d'une compresse d'eau fraîche que l'on renouvelle au fur et à mesure qu'elle s'échauffe. Le repos est de rigueur.

Luxation : On désigne ainsi le déplacement des surfaces articulaires des os, ayant perdu totalement ou partiellement leurs rapports naturels, soit par l'effet d'une violence extérieure, soit à la suite d'une altération des parties qui constituent l'articulation. Les luxations les plus fréquentes ont lieu à l'épaule, à l'avant-bras, au poignet, à la cuisse, au genou et au pied. Nous ne parlerons pas des autres luxations qui sont très-rares chez les enfants.

Les signes caractéristiques d'une luxation sont la douleur, la difficulté ou l'impossibilité de remuer le membre luxé, les altérations de forme ou de longueur qu'éprouve ce membre.

On couchera de suite le malade, en le plaçant au lit sur le dos; et au médecin, immédiatement appelé, appartient le soin de réduire la luxation.

Fractures : Os qui cassent par un accident, un coup, une chûte, etc. MM. les docteurs Roche, Sanson et Lenoir, de Paris, dans les *Nouveaux Éléments de pathologie médico-chirurgicale*, disent qu'on a vu des enfants présenter en naissant plusieurs fractures, sans qu'il ait été possible jusqu'à ce jour, d'expliquer un semblable phénomène d'une manière satisfaisante.

Les fractures sont quelquefois très-faciles ou très-difficiles à reconnaître. Mais, du moment qu'un enfant a fait une chûte, ou reçu un coup à la suite desquels le membre déformé ne se meut qu'avec douleur, difficulté et un bruit de craquement que l'on nomme *crépitation*, il faut sur le champ appeler le médecin; et, en l'attendant, coucher le malade sur un lit, dans une position horizontale, en évitant les plus légers mouvements.

Parmi les appareils employés avec succès pour la guérison des fractures, nous devons surtout signaler, comme une des importantes découvertes de la chirurgie contemporaine, le *bandage amidonné*, inventé par M. le docteur Seutin, de Bruxelles : cet appareil, que nous avons appliqué plusieurs fois, notamment chez des enfants, nous a donné les résultats les plus favorables.

ANKYLOSE : On se sert de cette expression qui vient d'un mot grec pour désigner la difficulté ou même l'impossibilité de mouvoir une articulation, à la suite de fractures, d'entorses, de luxations, etc.

On distingue deux espèces d'ankylose, l'une *complète* ou *vraie;* l'autre *incomplète* ou *fausse;* on peut guérir cette dernière. C'est la trop longue immobilité dans laquelle on a laissé le membre luxé ou fracturé qui détermine l'ankylose.

CHAPITRE XIX.

CONSIDÉRATIONS GÉNÉRALES.

Nous touchons à la fin de ce volume, puisque nous avons signalé aux mères de famille les principales maladies, ainsi que les divers accidents à redouter et à combattre pendant l'enfance.

Toutefois nous n'avons pas la prétention de tout dire et d'épuiser la matière; une bibliothèque entière n'y suffirait pas. D'ailleurs, nous avons dû exclure de notre cadre certaines maladies très-rares chez les enfants, en quelques sorte exceptionnelles, et que nous avons seulement observées deux ou trois fois dans le cours de notre carrière.

La spécialité de ce livre, l'ordre de lectrices et de lecteurs auxquels il s'adresse, notre volonté bien arrêtée *de ne pas faire de la médecine sans le médecin*, nous imposaient à la fois ces réserves et ces abstentions.

Avant de clore notre œuvre, si nous jetons un regard sur la route que nous avons parcourue, nous ne trouvons aucune lacune importante dans l'ensemble et les détails du plan que nous nous sommes tracé. Un dernier chapitre sur l'*Hygiène* et l'*Éducation*, au point de vue physique et moral, complétera donc cet ouvrage, auquel nous avons constamment travaillé depuis la recommandation que nous a formulée, à son lit de mort, notre vénérable maître et ami, le docteur Van Cutsem.

Cependant le désir de répondre autant que possible au but que nous nous proposons d'atteindre, nous met dans le cas de réunir ici quelques considérations, soit générales, soit spéciales, qui peuvent être utiles.

A l'égard des premières, nous rappellerons le caractère insidieux que peuvent revêtir plusieurs maladies de l'enfance, caractère qui ne comporte pas de délai au moindre symptôme d'indisposition. Nous ne saurions trop le répéter : il faut immédiatement recourir au médecin.

Nous engageons de nouveau les mères de famille à ne jamais oublier l'étroite sympathie qui existe entre l'estomac et le cerveau; par conséquent elles veilleront à ne pas surcharger les organes digestifs; elles se garderont bien d'exciter les enfants par des bonbons, des friandises, par des mets dont cet âge ne comprend pas le danger.

24

Maintenant nous reviendrons sur ce que nous avons recommandé au sujet de la présence du médecin, indispensable dans toutes les circonstances graves ou seulement douteuses. Sa présence nous rassure sur les suites de diverses maladies ou affections dont nous ne nous sommes pas occupé, et qui rentrent dans les considérations spéciales que nous allons tracer.

Ainsi, dans les hôpitaux, les auteurs ont remarqué que des nouveau-nés, ayant souffert du froid, étaient atteints d'une affection appelée *indnration* ou *endurcissement du tissu cellulaire*. C'est ce que l'on nomme vulgairement les *enfants durets*. La cause connue, on peut éviter l'effet ; et si, malgré toutes les précautions, cette affection se produit chez des enfants nés avant terme, ou dont le développement a été retardé, le médecin doit être mandé de suite pour qu'il y obvie.

L'attention constante qu'exige l'état de l'estomac et des intestins nous met dans le cas de fortement inviter les mères de famille et les nourrices à ne pas surcharger de lait ni d'autres aliments un enfant qui a des *aigreurs* (rapports acides provenant d'une mauvaise digestion), *des nausées,* ou qui est atteint de *vomissements.*

Dans une situation semblable, quelques instants de diète, jusqu'à ce que le médecin se soit prononcé, loin de nuire à l'enfant, lui sont au contraire très-favorables. On n'aura pas du moins à se reprocher d'avoir aggravé un embarras qui se révélait assez, soit par des aigreurs, soit par des nausées, soit enfin par des vomissements. M. le docteur Berton, de Paris, dit à ce sujet, avec beaucoup de raison : « L'enfant à la mamelle ne vomit souvent que la surabondance de la nourriture dont il est surchargé. »

En partant de ce principe, on comprend la valeur de ce préjugé vulgaire qui fait que quelques personnes veulent voir, par une étrange aberration, un excès de santé dans les vomissements d'un nouveau-né.

La régularité et la couleur des selles (d'un jaune orange) sont encore deux choses qu'une mère ou une nourrice doivent surveiller ; elles prouvent la santé ; et un changement de couleur, un temps d'arrêt dans la régularité des selles, méritent une sollicitude particulière ; il faut alors en avertir le médecin pour qu'il prévienne la constipation ou tout autre désordre dans l'excrétion des matières fécales.

Nous avons déjà dit qu'un sommeil réparateur est aussi nécessaire à l'enfant qu'à la mère ou à la nourrice, qui l'allaite. Selon la définition consacrée, le sommeil est, en effet, le repos des organes des sens, des facultés intellectuelles et des mouvements volontaires ; c'est *le donneur du bien*, comme disaient les anciens.

On avisera donc à ne pas troubler ce besoin impérieux; on suivra les prescriptions que nous avons formulées pour le repas du soir, qui doit être léger, d'une digestion facile, et donné quelque temps avant l'heure du coucher. On évitera aussi dans la soirée toute excitation morale susceptible d'exalter un être si sensible et si impressionnable. Enfin, en cas d'un sommeil agité, ou ce qui est plus grave, en cas d'une insomnie se prolongeant, il faut consulter le médecin. Nous nous élevons fortement contre l'imprudence des parents qui provoquent le sommeil chez les enfants au moyen de substances opiacées.

Il arrive quelquefois qu'un enfant a été exposé trop longtemps à l'action d'un soleil ardent; ce qui peut déterminer une irritation du cerveau ou de ses enveloppes. Sous cette influence, le sommeil est agité, souvent même impossible. On voit encore l'action du soleil causer un état fébrile et un assoupissement qu'il importe de combattre de suite.

On aura donc soin de ne pas exposer les enfants aux rayons du soleil, la tête nue, ou avec un simple bonnet qui ne la défend pas suffisamment.

A la suite d'une trop grande quantité d'aliments que l'on laisse prendre imprudemment aux enfants, il peut se manifester une *syncope*, c'est-à-dire une suspension subite et momentanée de l'action du cœur, accompagné de cessation de la respiration, des sensations et des mouvements volontaires.

En pareil cas, il faut immédiatement coucher l'enfant sur un plan horizontal, et le débarrasser de tous les liens qui peuvent le gêner; on doit aussi lui jeter quelques gouttes d'eau à la figure, lui laver la face avec de l'eau vinaigrée; on ouvrira la fenêtre pour renouveler l'air de l'appartement. De légères insufflations au visage, et des frictions sur la région du cœur et sur les membres supérieurs et inférieurs, sont aussi très-utiles. La présence du médecin est indispensable.

Nous avons déjà parlé de la *bronchite* (*); plusieurs auteurs regardent la *grippe* comme offrant beaucoup d'identité avec cette maladie. MM. Roche, Sanson et Lenoir ne partagent pas cette opinion; sans nous prononcer à ce sujet, nous préviendrons les parents contre le caractère épidémique et quelquefois même contagieux de la grippe, qui se manifeste par un rhume de cerveau plus ou moins intense, avec éternuments, sécrétion abondante de mucosités par les fosses nasales, rougeur et larmoiement des yeux.

On n'a pas oublié que cette maladie se déclara en 1831 dans presque toutes les contrées de l'Europe; il s'agit d'y remédier dès son début. La diète, le repos, une chambre maintenue à une température douce, des boissons adoucissantes et mucila-

____

(*) Voir pages 148 et suivantes.

24.

gineuses, nous ont toujours parfaitement réussi.

Les enfants, et surtout les petites filles, sont quelquefois atteints d'une maladie que l'on a appelée *chorée, danse de Saint-Guy*, dont les symptômes consistent en mouvements désordonnés, involontaires, d'une partie ou de la totalité des muscles, échappant à l'empire de la volonté.

M. le professeur Bouillaud, de Paris, pense que la chorée consiste seulement en un désordre, en un trouble dans la coordination normale des mouvements.

Quoi qu'il en soit, comme cette maladie peut durer plusieurs jours et même plusieurs années, il est essentiel de la traiter avec toute l'attention qu'elle mérite.

Nous avons eu, dans notre pratique, l'occasion de guérir de la chorée deux petites filles, une âgée de trois ans, l'autre de quatre ans et demi, toutes les deux présentant les mouvements désordonnés décrits plus haut. Ayant reconnu qu'il y avait douleur à la partie supérieure de la moëlle épinière, douleur qu'augmentait la moindre pression, nous fîmes apposer deux sangsues sur cette partie; application renouvelée de trois en trois jours. A la chute des sangsues, on recouvrait le point douloureux avec un cataplasme émollient. La douleur disparut; mais les mouvements désordonnés continuèrent : alors nous avons appliqué à la partie supérieure de la moëlle

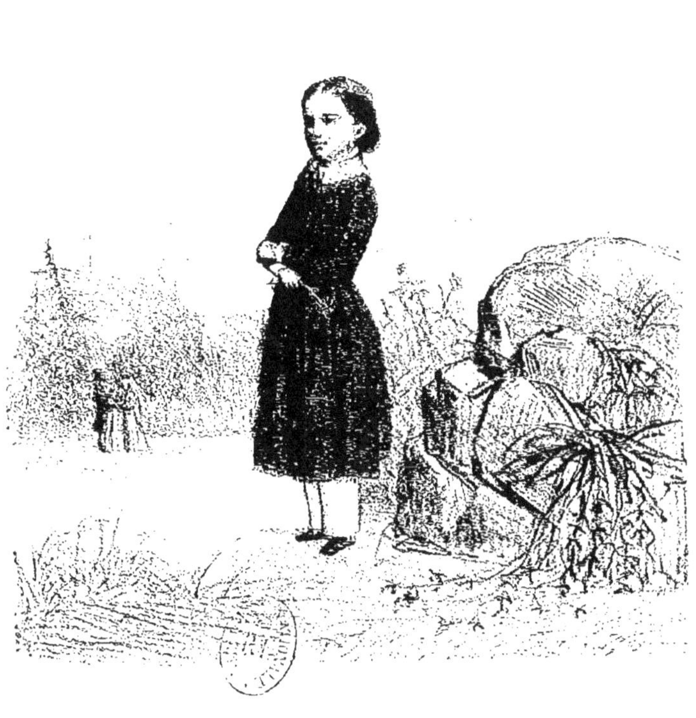

ESTHER FILLE DE SIX ANS À LA PROMENADE.

épinière un vésicatoire de la dimension d'une pièce de cinq francs, lequel a été entretenu pendant plus de quinze jours.

Les deux jeunes malades ont été nourries d'aliments doux et légers; quand la température le permettait, nous autorisions une petite promenade à pied. Enfin, trois grains d'extrait de belladone, mêlés à vingt grains de sucre blanc et divisés en vingt-quatre paquets, dont trois étaient pris chaque jour dans une cuillerée d'eau fraîche, ont complété le traitement qui a amené la guérison au bout d'un mois.

CHAPITRE XX ET DERNIER.

HYGIÈNE. — ÉDUCATION. — INSTRUCTION.
RÉSUMÉ.

Nous avons déjà donné la définition de l'*Hygiène*, d'après un célèbre professeur français, M. Hallé (*); il est donc inutile de revenir sur des principes qui ont reçu la consécration de l'expérience et qu'il est si essentiel de mettre en pratique.

Depuis la naissance jusqu'à la puberté, l'enfant peut se trouver en butte à une foule de maladies; il est exposé à mille périls qu'augmentent à chaque instant les divers phénomènes, les changements continuels qui s'opèrent dans son organisation. La responsabilité du médecin est immense ; mais les parents et les personnes qui entourent les enfants exercent aussi sur eux une influence heureuse ou

(*) *Introduction* : Voir page **XXI**.

fatale, dont le médecin doit renvoyer à qui de droit toute la responsabilité.

Loin de nous la pensée d'alarmer sans motifs la tendresse des parents; mais nous devons le dire : beaucoup de maladies sont causées ou aggravées par l'imprudence des personnes qui environnent les enfants.

Que ces imprudences proviennent de préjugés accrédités par l'ignorance ou d'un excès d'affection et de faiblesse, elles n'en existent pas moins; et le médecin a sous ce rapport un grand devoir à remplir.

Il est toujours possible de prévenir certaines maladies; et si nous condamnons l'excès d'affection et de faiblesse comme dangereux pour la santé des enfants, comme pouvant compromettre leur avenir par une mauvaise direction morale, nous ne condamnerons pas l'excès de prudence et de précautions, sans pourtant les faire dégénérer en minuties.

Malgré l'intelligente observation des préceptes de l'hygiène, si une indisposition a lieu, si une maladie se déclare, il ne faut pas de ces temporisations, de ces termes moyens que l'on peut déplorer ensuite, mais trop tard. Le médecin doit être consulté et surtout obéi dans ses prescriptions. De cette manière, on ne laisse pas empirer le mal, on le combat à son début, quand il en est temps; la guérison est à la fois plus prompte, plus certaine. Dès qu'un incendie se manifeste dans une maison, chacun s'empresse de l'éteindre. Faut-il moins d'activité en face de la maladie, cet incendie du corps?

Ou nous nous abusons étrangement, ou bien il nous semble que les parents et les chefs d'institution appelés à remplacer les parents, doivent, après avoir lu la description que nous traçons des principales maladies de l'enfance, se pénétrer de l'idée qu'ils sont les premiers et les meilleurs auxiliaires du médecin.

Sans doute, l'affection de la mère la plus tendre et la plus éclairée, le dévouement du médecin le plus savant et le plus expérimenté, ne peuvent pas détourner certaines maladies qui sont presque inévitables. Mais Dieu permet que la tendresse maternelle et la science médicale opèrent des cures merveilleuses. On ne peut le nier en voyant chaque jour conjurer des fléaux que l'on regardait jadis comme mortels. Ces conquêtes de la médecine, de plus en plus nombreuses et palpables, rassurent sur les dangers qui menacent le premier âge de la vie; mais en raison même des résultats obtenus, il faut redoubler de soins et d'efforts, car la civilisation actuelle, plus avancée sous le rapport scientifique, a laissé fléchir l'autorité jadis exercée sur les enfants.

Les moralistes se plaignent tous du laisser-aller, de la trop grande facilité qui règne aujourd'hui dans les relations des parents avec les enfants; le médecin doit s'associer à cette récrimination qui n'est que trop fondée. Au nom de l'équilibre du physique et du moral, de l'harmonie du corps et de l'intelligence, du développement régulier de toutes les facultés, il fera prévaloir autant que possible le principe de l'autorité pendant la première enfance.

C'est à tort que l'on voudrait parler raison à un enfant âgé de moins de cinq ans; fût-il même admirablement doué, il faut qu'il obéisse et non qu'il discute.

Par autorité, nous entendons cette force calme, contenue, égale, qui ne procède jamais par boutades, qui n'a rien de tendu, rien de violent, qui ne fléchit pas, ne s'irrite pas non plus, et qui façonne de bonne heure les enfants à une soumission qui leur est salutaire. L'exercice de ce genre d'autorité exige que les parents aient un grand empire sur eux-mêmes, qu'ils se surveillent sans cesse, qu'ils ne dévient pas un instant de la ligne tracée. Il y a effectivement chez les enfants une sagacité, une perspicacité extraordinaire pour deviner les faiblesses de ceux qui les entourent, pour exploiter ces faiblesses au profit de leurs petits caprices, de leurs fantaisies.

Combien d'enfants de deux ans qui exercent une espèce de tyrannie autour d'eux. On leur a cédé une première fois, ils n'oublient pas comment ils sont parvenus à leurs fins; ils continuent, on cède encore; c'en est fait de l'autorité paternelle ou maternelle. Une fois le prestige détruit, la sévérité la plus rigoureuse ne peut pas rétablir un pouvoir que l'on a abdiqué ou compromis.

Les enfants élevés ainsi ont meilleur cœur, disent les parents qui cherchent à justifier ce déplorable système. L'âge de raison corrige d'ailleurs tous ces petits défauts. Mais la santé altérée par ces coupables condescendances, la rétablit-on aussi facilement?

Tous les médecins feront à cette question une bien triste réponse : car tous ont à citer des observations personnelles qui ne confirment que trop les suites de cette décadence de l'autorité, et l'invasion de ces habitudes toujours plus répandues dans les familles riches et aisées, où les enfants sont admis dès l'âge le plus tendre à de grands dîners, à des soirées de réception, à des bals, conduits au théâtre.....

Nous pourrions alarmer les mères de famille sur les déplorables conséquences de pareils plaisirs, tout à fait incendiaires pour un âge où les impressions sont si vives, la sensibilité si active, où l'imagination s'exalte avec tant de facilité.

L'air pur des champs, des jeux en plein air, des exercices qui développent le corps, et pour lesquels nous recommandons les appareils gymnastiques employés avec prudence, sous la direction supérieure du médecin : voilà ce qui convient réellement à l'enfance sans distinction de sexe.

Pourtant, nous n'adopterons point le système, soutenu avec tant d'éloquence par Jean-Jacques Rousseau, et auquel il a élevé un monument dans son ouvrage intitulé : *Émile*.

« Là comme ailleurs, a dit M. Villemain, Rousseau est fort souvent imitateur; mais c'est là tout à la fois qu'il a répandu le plus d'idées neuves, et le mieux orné les idées des autres; c'est là surtout qu'il a prodigué les ressources et les trésors du génie oratoire.

» Locke a fait un ouvrage sur l'éducation; presque toutes les idées de Locke sont dans Rousseau. Dans Locke, elles sont raisonnables, dans Rousseau elles sont toutes puissantes. Nous avait-on, en effet, passionné avant lui pour le bonheur de l'enfance ? Nous avait-on attendris pour le maillot, s'il est permis de parler ainsi? Avait-on trouvé des expressions pleines de vie pour conseiller aux mères de nourrir leurs enfants? Avait-on fait verser des larmes de sympathie pour un jeune homme de quinze ou seize ans, qu'on élève souvent si mal, et auquel on reproche si durement les fautes qu'on lui fait faire? Voilà des passions nouvelles, des intérêts jusque-là négligés, que l'âme ardente de Rousseau conçoit et réalise par la parole. »

Après ce bel hommage que nous empruntons à

M. Villemain, comme à un des écrivains français le mieux en état d'apprécier l'éloquent auteur d'*Émile,* nous devons dire que les prescriptions médicales, basées sur l'hygiène et les principes de la physiologie condamnent plusieurs parties du système enchainé avec tant d'art par Rousseau.

Ainsi, avant d'imposer aux mères le devoir de nourrir leurs enfants, examinons si l'état de leur santé, leur caractère, leur manière de vivre, la maison où elles résident se trouvent en harmonie avec les conditions d'un bon allaitement. Dans le monde, quel petit nombre de mères capables d'être nourrices!

Les romanciers et les poëtes peuvent s'égarer dans le domaine illimité des fictions; le médecin est en face de la réalité. Il ne peut pas transiger avec des convictions qui reposent pour lui sur un devoir; à un père, à une mère, il ne peut pas céder, quand une existence se trouve en quelque sorte mise en question, qu'elle dépend de son arrêt.

Si la mère ne peut transmettre à son enfant qu'un lait vicié ou appauvri, quelle que soit la douleur qu'elle éprouve à se faire remplacer par une nourrice mercenaire, il faut que le médecin ne fléchisse pas. Plus tard on lui ferait un crime d'un instant de faiblesse qui pourrait frapper d'un double deuil la famille, dont il a la confiance.

Il en est de même du choix de la nourrice mercenaire ; les conditions que nous avons indiquées sont de rigueur. Au défaut d'une nourrice réunissant ces conditions, mieux vaudrait, en attendant de la trouver, recourir au lait d'une chèvre, comme on l'a fait bien souvent, avec quelques précautions trop connues pour que nous ayons besoin de les indiquer. Il y a même telles circonstances, en cas de certaines maladies spécifiques, communiquées à l'enfant par sa nourrice, qui peuvent faire qu'une chèvre soit nécessaire à la guérison, au moyen du traitement auquel on la soumet, traitement qu'un enfant ne pourrait pas supporter.

Un médecin vétérinaire français, qui s'est acquis une réputation méritée, M. Damoiseau, a fait à cet égard des expériences très-intéressantes.

Certes, Jean-Jacques Rousseau était loin de prévoir de semblables résultats. Aussi croyons-nous que l'enfance relève encore plus des médecins que des philosophes et des législateurs.

Non que nous prétendions repousser au nom de la médecine les grands principes de la philosophie et les préceptes de la législation. Au contraire, la véritable philosophie, inspirée par la religion, basée sur la morale et en harmonie avec la loi, cette raison du monde écrite, une pareille philosophie agrandit la mission du médecin. Elle donne plus de force et d'autorité à sa parole ; elle l'aide à guider, à contenir la tendresse souvent excessive des parents, en la renfermant dans les bornes, dont on ne s'écarte qu'au détriment de la santé, quelquefois de la vie si frêle, si précaire d'un enfant.

A ce titre, le médecin aura voix consultative dans la famille pour tout ce qui concerne l'éducation et l'instruction de l'enfance. Sans aller aussi loin que Rousseau qui diffère trop les premières études, il évitera l'excès opposé, et on ne les laissera pas commencer trop tôt, surtout pour des enfants d'une constitution délicate, à tête très-développée, et dont une application précoce peut compromettre la santé.

Le tempérament de l'enfant bien étudié et bien reconnu par le médecin, c'est à lui qu'il appartient de se prononcer sur l'époque de ces premières études et sur la direction et le temps qu'on peut leur donner sans le moindre danger, en favorisant au contraire le développement du corps par un exercice modéré de l'intelligence. Au fait, des habitudes de paresse, d'oisiveté, des jeux continuels sont nuisibles aux enfants; avec la mobilité de leur imagination, ils s'ennuient bien vite; et chez eux l'ennui n'est pas sans inconvénient.

Plus tard, le médecin redoublera de vigilance : car lui seul peut éveiller la sollicitude maternelle sur les funestes conséquences de ces habitudes vicieuses que prennent quelques enfants.

On nous comprendra ici à demi-mot, sans que nous affligions nos lectrices par des détails douloureux; mais

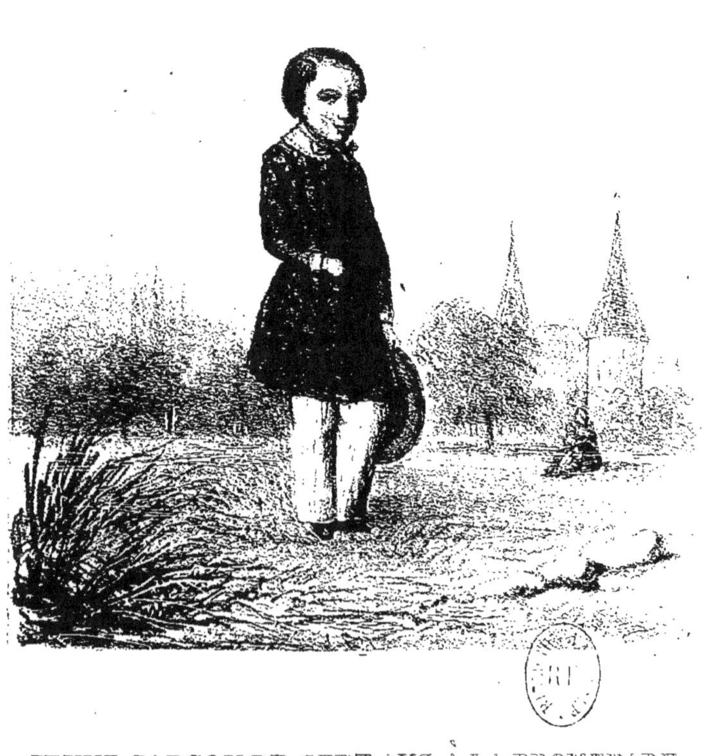

JEUNE GARÇON DE SEPT ANS À LA PROMENADE.

au moindre soupçon qu'elles consultent de suite le médecin.

A l'approche de l'âge de la puberté, les jeunes filles surtout, sous l'influence de cette pudeur qui est la plus belle attribution de leur sexe, répugnent à se confier au médecin. Il faut alors que la mère s'interpose, qu'elle provoque elle-même les secours de la science.

Nous pourrions indiquer ici quelques signes caractéristiques qui méritent toute l'attention des mères, par exemple la *chlorose*, que l'on désigne vulgairement sous le nom de *pâles couleurs*, et que l'on peut combattre à son début par les moyens hygiéniques d'après les prescriptions du médecin.

Les *vêtements* rentrent encore dans les conditions de l'usage des choses extérieures que le professeur Hallé a signalées comme importantes en fait d'hygiène. Nous avons déjà parlé de la layette, et nous nous sommes élevé avec force contre l'ancien système qui emmaillotait un enfant comme un ballot ou une momie, en comprimant violemment ses membres, et en lui enlevant toute liberté de mouvement.

Notre époque a beaucoup réformé les vieux préjugés qui existaient à cet égard ; on a enfin compris que l'enfant devait être soutenu et non torturé par son maillot. Les campagnes malheureusement n'ont pas encore participé aux progrès des villes où l'on peut combiner avec avantage les différentes améliorations introduites dans les layettes en Belgique, en Angleterre, en France, en Allemagne.

C'est par éclectisme que la mère agira en consultant son médecin sur ces détails qui ont leur importance.

Ajoutons ici qu'une dame allemande de la plus haute distinction a bien voulu mettre à notre disposition un modèle de maillot qui ressemble à une espèce de portefeuille, et qui réunit toutes les conditions désirables pour la santé, le développement et le besoin de calorique du nouveau-né.

La mode, qui fait tant de victimes parmi les femmes des classes élevées de la société, a aussi exercé sa funeste influence sur les vêtements du premier âge de la vie. Nous imposons souvent par vanité une véritable torture aux enfants. Nous les exposons, les jambes nues, le cou découvert à l'intempérie du froid, dans nos contrées presque septentrionales. La mère la plus tendre se conforme à l'usage parce qu'il vient d'Angleterre, parce que les enfants ont meilleure tournure.

Il faut que le médecin s'oppose à de semblables usages.

Pour les petites filles, on emploie souvent des corsets lacés avec un busc en acier, les inconvénients en sont très-graves; et les nombreuses déviations de la taille qui se rencontrent si fréquemment parmi les jeunes personnes des classes supérieures ne confirment que trop notre observation critique. Encore une surveillance sévère que le médecin doit exercer.

La sollicitude des mères de famille nous rassure à demi sur plusieurs usages anti-hygiéniques qui appellent un prompte réforme; la même sollicitude doit animer les directeurs et directrices d'institutions où l'on élève la jeunesse.

Ici l'œuvre est plus difficile à cause du nombre même des élèves, soumis à la surveillance d'une seule personne qui leur est étrangère. Dans beaucoup d'institutions, les directeurs et les directrices remplacent dignement les parents, et savent en remplir les devoirs; mais il en est d'autres qui ne sont pas assez pénétrés de l'importance de l'hygiène, de la nécessité de recourir de suite, à la plus légère indisposition, aux soins du médecin. Cependant, le mal fait des progrès; et quand on veut y remédier, il est trop tard; l'élève porte dans son sein un germe de souffrance, et quelquefois il ne rentre dans sa famille que pour y languir et y succomber au matin de la vie.

L'empereur Napoléon, dans ce règne où il a fondé tant d'institutions durables, fait de si grandes choses, avait eu la pensée de doter chaque séminaire de France d'une chaire de médecine et d'une chaire d'agriculture. De cette manière, le prêtre, dans les campagnes, aurait pu diriger les travaux du laboureur, lui donner d'utiles conseils pour sa santé tout en épurant son cœur , et en fortifiant son âme par les préceptes de la religion. Pourquoi cet utile projet ne serait-il pas réalisé, non-seulement dans les séminaires, mais dans les écoles normales où l'on forme des professeurs? Un cours d'hygiène produirait les plus heureux résultats.

La direction morale des enfans y gagnerait de puissants moyens d'action puisés dans une connaissance exacte et judicieuse de leur organisation physique. Des classes et des dortoirs bien aérés, des bâtiments parfaitement exposés , des exercices dirigés dans un but de santé, une nourriture saine et suffisante, sans l'emploi d'épices ni de stimulant, ces promenades, ces soins de propreté, ces bains, ces détails relatifs à l'entretien des dents que nous avons indiqués, rentreraient dans la sphère des directeurs et directrices familiers avec les principes de l'hygiène.

Un volume entier ne suffirait pas aux conseils que nous aurions encore à donner aux parents et à ceux qui les représentent, afin de les engager à entourer les enfants, depuis la naissance jusqu'à la puberté, de cette tutelle qui prévient les maladies, et qui les fait soigner à leur début par le médecin.

Nous devons terminer ce volume , en appelant l'attention sur ce que nous avons dit au sujet des principales maladies de l'enfance et des précautions à prendre avant leur manifestation, pendant leur durée, après leur guérison dans le temps de la convalescence.

Malgré les longues années que nous avons employées à coordonner les matériaux de cet ouvrage sur *l'Hygiène de l'Enfance*, nous sommes loin d'avoir tout dit; il est vrai que nous n'avoir jamais eu la prétention de remplacer le médecin, de suppléer par des conseils généraux à l'indispensable intervention du praticien expérimenté qui vient engager contre la maladie une lutte victorieuse, et qui, même lorsqu'il est vaincu, puise dans sa défaite des moyens de triompher plus tard.

D'ailleurs, comme on a pu le remarquer, à toutes les pages de ce volume, nous nous sommes constamment retranché derrière l'autorité des plus célèbres médecins. Professeurs sous la direction desquels nous avons eu le bonheur d'étudier à l'université de Liége et dans les hôpitaux de Paris, conseils lumineux du vénérable docteur Van Cutsem, dont nous nous sommes fait l'écho, auteurs morts et consacrés par la gloire, auteurs vivants pour lesquels la postérité a déjà commencé à cause de l'éclat de leurs travaux, nous les avons cités à chaque page de ce livre qui leur appartient, qui n'est que le reflet des théories, des découvertes, des conquêtes des maitres de la science.

Plus de cent médecins ou chirurgiens justement

illustres ont été nos guides, nos collaborateurs dans ce volume dont la meilleure part leur revient. Heureux que nous sommes, si, dans notre humble sphère, nous pouvons contribuer à conjurer les fléaux qui menacent l'enfance !

Ce que nous désirons, ce que nous espérons, c'est la reconnaissance d'un père, d'une mère, appliquant au sein de leur famille quelques-uns des conseils que nous avons essayé de vulgariser, en nous rendant l'interprète des savantes leçons de nos maitres, ou en reproduisant, dans nos citations, quelques-unes des définitions burinées par les grands écrivains dont les livres forment, pour ainsi dire, la moëlle et la substance de cet ouvrage.

Aux nombreux médecins que nous avons cités, dont nous avons rattaché les travaux et les conseils aux maladies qui frappent le plus fréquemment le premier âge de la vie, à ces noms qu'il est inutile de reproduire ici, nous en joindrons quelques-uns qui n'ont pas encore figuré dans notre livre, mais envers lesquels nous avons une dette de reconnaissance à acquitter.

Ainsi nous signalons en Allemagne feu le docteur Hufeland, premier médecin et conseiller d'État du roi de Prusse, dont nous avons médité avec un vif intérêt les *Conseils aux mères de famille sur l'éducation physique des enfants*, traduits en français par le docteur Jourdan.

Un rapport de notre honorable confrère, **M.** le docteur Rieken, médecin du Roi, sur un ouvrage allemand relatif à la guérison de la scarlatine par **M.** le docteur Scheenemann, conseiller de médecine et médecin ordinaire de la Cour à Hanovre, nous a également fourni de judicieuses observations.

Nous devons encore un hommage spécial à **M.** S. Verheyen, vice-président de l'Académie royale de médecine de Belgique, et professeur à l'Ecole de médecine vétérinaire de l'Etat, pour les précieux documents que nous tenons de son obligeance, et qui nous ont servi à rédiger notre chapitre IV sur le lait avec l'analyse chimique de cette substance chez la femme, l'anesse, la chèvre et la vache.

Nous n'hésitons point à manifester hautement notre vive et sincère gratitude pour l'appui bienveillant que nous avons rencontré dans le cours de nos travaux.

La vie et la mort sont dans les mains de Dieu qui permet à la science humaine de deviner les secrets de la nature. Nous n'aspirons pas si haut; nos vœux sont plus modestes; renfermés dans le but d'utilité, de dévouement que nous avons poursuivi, ils se bornent à voir ce livre pénétrer dans le sanctuaire du foyer domestique pour y devenir le guide des mères de famille.

FIN.

TABLE DES MATIÈRES.

En ajoutant des planches à l'*Hygiène de l'Enfance*, l'auteur n'a point cherché à donner aux yeux une simple distraction, il a poursuivi avant tout un but d'utilité, et qui rentre
dans une pensée médicale. Il a voulu représenter ainsi d'une
manière matérielle et palpable divers actes qui se rapportent
aux premiers soins à donner aux nouveau-nés. La plupart des
planches sont autant d'indications et de leçons, adressées aux
mères, aux gardes, aux nourrices, aux bonnes.

Ainsi, pour juger de l'ensemble des planches par une seule, on appellera l'attention des mères de famille sur l'attitude de l'enfant assis sur un tapis, qui doit être surveillé par sa bonne, parce qne ses reins ne sont pas assez forts pour qu'on l'abandonne à lui-même.

On peut citer encore la mauière dont l'enfant est placé et soutenu dans le bain, la véritable position des mains qui soutiennent l'enfant est indiquée rigoureusement. L'enfant porté à la promenade est aussi un exemple à suivre.

Quant à la planche qui représente le docteur Van Cutsem, c'est un hommage que l'auteur a rendu à son ancien maître, au médecin éminent qui, dans sa longue carrière, mérita d'être surnommé *le bon génie des enfants*.

ORDRE OU L'ON DOIT PLACER LES PLANCHES.

FIN DE LA TABLE.